Liselotte Brüne/Bettina Bickel

Reflektorische Atemtherapie

Pflaum Physiotherapie

Herausgeberin: Ingeborg Liebenstund

Liselotte Brüne/Bettina Bickel

Reflektorische Atemtherapie

Neuausgabe

Mit Beiträgen von:
Carola Adams, Marleen van Damme, Ralf Dornieden,
Gabriele Gröne-Ostendorff, Marianne Kirchlinde, Karin Klepsch,
Barbara Kobert, Ariane Lerch, Grit Seemann, Ingrid Schweigert,
Sabine Weise, Undine von der Werth, Marlies Ziegler

Pflaum Verlag München

Autorenkontakt:

Bettina Bickel

Carl-Zuckmayer-Straße 31

81927 München

Tel. 089/937753

Verein für Reflektorische Atemtherapie e.V.

E-mail: reflektorische-atemtherapie@web.de

www.reflektorische-atemtherapie.de

Impressum

Bibliografische Information Der Deutschen Bibliothek

Die Deutsche Bibliothek verzeichnet diese Publikation in der Deutschen Nationalbibliografie; detaillierte bibliografische Daten sind im Internet über http://dnb.ddb.de abrufbar.

ISBN 978-3-7905-0978-6

© Copyright 2009 by Richard Pflaum Verlag GmbH & Co. KG

München • Bad Kissingen • Berlin • Düsseldorf • Heidelberg

Satz: Elisabeth Schimmer, Ergoldsbach

Druck und Bindung: Druckerei Sommer, Feuchtwangen

Informationen über unser aktuelles Buchprogramm finden Sie im Internet unter: http://www.pflaum.de

Inhalt

Geleitwort

Das vorliegende Buch stellt eine aktualisierte und umfassende Zusammenstellung verschiedener Anwendungsmöglichkeiten der Reflektorischen Atemtherapie dar. Den Autoren ist es dabei gelungen, durch praxisnahe Anleitungen das breite Indikationsspektrum dieser schon vor mehr als 50 Jahren entwickelten Therapieform in einladender, verständlicher Form aufzuzeigen. Dabei handelt es sich um das spezifische Zusammenwirken der physikalischen Vorbereitung des Körpergewebes durch Wärme mit den strukturell wirkenden Grifftechniken sowie der dosierten Nutzung von Triggerpunkten.

In den vergangenen Jahren hat diese spezielle Form der Atemtherapie, die Reflektorische Atemtherapie, noch nicht den ihr gebührenden Stellenwert in der Therapie erlangt. Dies mag daran liegen, dass ihr in der Ausbildung der Physiotherapeuten oft nur eine begrenzte Bedeutung beigemessen wird. Darüber hinaus ist den meisten potentiellen Verordnern, also uns Ärzten, diese Behandlungsform noch immer wenig oder gar nicht bekannt. Ich selbst gehörte einst zu diesen Unwissenden bzw. Ungläubigen. Zunächst waren es immer wieder beeindruckende Schilderungen von Patienten z.B. mit weit fortgeschrittenem Lungenemphysem, die über ein unbekanntes Ausmaß befreiter Atmung nach einer kompetenten Reflektorischen Atemtherapie berichteten. Diese Effekte übertrafen im Einzelfall deutlich die Linderung, die durch medikamentöse Therapien zu erzielen war. Zum Anhänger und Verfechter dieser Therapieform wurde ich dann nach eigenem Erleben der hierdurch erzielbaren Effekte selbst bei einem Gesunden.

Es gilt also, einerseits das therapeutische Angebot für die Reflektorische Atemtherapie zu verbreitern und gleichzeitig das Wissen um die Erfolgsaussichten einer solchen Behandlungsoption bei Ärzten zu vermehren. Nur so kann über Angebot und Nachfrage nach und nach eine flächendeckende Versorgung mit kompetenter Therapie entstehen, von der wir heute noch weit entfernt sind und die wir doch so dringend benötigen. Wenn dies gelingt, werden wir den uns anvertrauten Menschen in vielen Bereichen der Medizin umfassender und nachhaltiger helfen können, als dies durch eine rein medikamentöse oder auf ärztliches Handeln zentrierte Therapie möglich ist.

Umso erfreulicher ist es, dass nun bundesweit durch verschiedenste Initiativen atemphysiotherapeutische Zusatzqualifikationen erworben werden können –

eine positive Entwicklung, die ebenso wie das Konzept „Reflektorische Atemtherapie" dazu beitragen wird, die Bedeutung der Atemphysiotherapie als unverzichtbare Behandlungsoption generell zu stärken.

Dass dies dringend notwendig ist, wird dem bewusst werden, der die enormen Effekte, die die Reflektorische Atemtherapie bei Patienten mit Atemeinschränkungen erzielen kann, erlebt hat. Bei vielen Lungenkrankheiten wie z.B. COPD, Mukoviszidose und Lungenfibrose sind unsere medikamentösen Möglichkeiten nach wie vor limitiert. Umso wichtiger ist es, das breite Spektrum nicht medikamentöser Therapien wie z.B. effektive Atemtechniken sowie Ansätze aus der Reflektorischen Atemtherapie zu vermitteln und einzusetzen.

Ich bin sicher, dass dieses Buch einen wichtigen Beitrag dazu leisten wird, das Interesse der Physiotherapeuten für das Thema Atmung und speziell die Reflektorischen Atemtherapie zu vertiefen.

Dr. med. Klaus Kenn
Chefarzt Klinikum Berchtesgadener Land
Schönau am Königsee

Danksagung

Gut zwei Jahre waren meine Ko-Autoren und ich mit der Neufassung des Lehrbuches „Reflektorische Atemtherapie" befasst. In dieser Zeit trug uns unsere Begeisterung für diese Therapie. Die Überzeugung von ihren Möglichkeiten innerhalb der Atemphysiotherapie ist und war uns eine stetige Motivation.

Ganz besonders möchte ich mich bei meiner Lehrmeisterin, Frau Liselotte Brüne, bedanken, die mir und vielen interessierten Therapeuten das gute Handwerkszeug und die starke Überzeugung von der Wirkung der „RAT" vermittelt hat.

Mein Dank gilt aber auch allen Ko-Autoren, die mich mit großem Engagement und mit ihren individuellen Erfahrungen unterstützt und nicht nur ihre Freizeit für das Entstehen des neuen Buches geopfert haben, und der 1. Vorsitzenden des Vereins Refklektorische Atemtherapie e.V.

Mit der Neuauflage wünschen wir uns alle, dass auch mit den ergänzend aufgenommenen Themenkreisen eine solide Basis für die Ausbildung der an der „RAT" interessierten Kollegen gelungen ist. Zusätzlich wünschen wir uns, dass der Bekanntheitsgrad dieser Therapie weiter gesteigert wird und dadurch den Patienten eine ihnen adäquate Behandlungsmöglichkeit angeboten werden kann.

Den Mitarbeitern des Richard Pflaum Verlages gilt mein Dank für die Unterstützung bei der Realisierung dieser Aufgabe.

Bettina Bickel   *München im Sommer 2009*

1 Einleitung: Die Geschichte der Reflektorischen Atemtherapie (RAT)

Bettina Bickel

„Die Luft, Mensch, ist Dein Element:
Du lebtest nicht, von ihr getrennt".
(Hufeland)

Die Wurzeln der RAT, so wie sie heute gelehrt und von zahlreichen Physiotherapeuten praktiziert wird, liegen in dem ganzheitlichen Behandlungskonzept, das Dr. med. Johannes Ludwig Schmitt in den zwanziger Jahren des letzten Jahrhunderts als niedergelassener praktischer Arzt in München entwickelt hat.

Dr. Johannes Ludwig Schmitt wurde 1896 in Stuttgart geboren. Er studierte Theologie im Kloster St. Ottilien und erhielt dort die Priesterweihe. Nach seiner Teilnahme am Ersten Weltkrieg 1916–1918 begann er das Studium der Medizin in Tübingen und schloss es mit Promotion und Approbation 1923 in München ab. In München entstand in den Jahren 1926–1930 sein erstes Buch „Das Hohelied vom Atem". Es folgten zahlreiche Veröffentlichungen in den Heften „Kosmologie". Nach zwei Inhaftierungen 1933 und 1934 und einer weiteren im Konzentrationslager Sachsenhausen 1940–1945 kam es nach dem Zweiten Weltkrieg zur Neugründung seiner Praxis und Klinik für Naturheilverfahren in München.

Im Jahr 1955 begründete Schmitt die Naturheilmittelfirma Jukunda. 1956 wurde sein Lebenswerk, das Buch „Atemheilkunst", herausgegeben. Das Thema dieses Buches prägte seine Arbeit bis zu seinem Tod 1963 *(Abb. 1.1)*.

Für die Weiterentwicklung der „Atemmassage" war das Zusammentreffen von Dr. Schmitt und Liselotte Brüne von essentieller Bedeutung.

Liselotte Brüne, geboren 1916 in Montevideo, Uruguay, wurde von 1936–1938 in der Staatsanstalt für Krankengymnastik und Massage in Dresden bei Professor Dr. Arnold ausgebildet. Sie praktizierte als Krankengymnastin in der Zeit von 1938–1945 in den Bereichen Innere Medizin und Chirurgie in Dresden. 1949 kam es zum ersten Kontakt mit Dr. Schmitt und 1950 zur Aufnahme in dessen Naturheilklinik, wo sie zunächst als Patientin erste Erfahrungen mit der Atemmassage und mit speziellen Yogaübungen sammeln konnte. Im Anschluss daran nutzte sie die Möglichkeit, für diese Therapie zu volontieren und eigene Erfahrungen zu sammeln.

Nach Liselotte Brünes Umzug nach München 1960 war sie bis zum Tode Dr. Schmitts freie Mitarbeiterin in seiner Klinik. In der Folge arbeitete sie ein Jahr in der Medizinischen Klinik der Universität und gründete dann 1965 ihre Praxis, um dort als niedergelassene Krankengymnastin die spezielle Form der „Atemmassage" anzuwenden und weiter zu entwickeln *(Abb. 1.2)*.

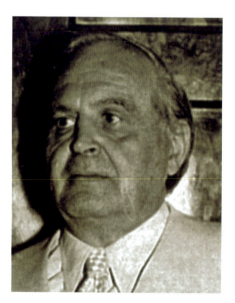

Abb. 1.1 Dr. Johannes Ludwig Schmitt.

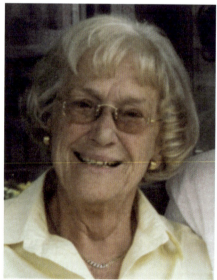

Abb. 1.2 Liselotte Brüne.

Dr. Schmitt legte großen Wert auf die optimale Beweglichkeit der Wirbelsäule als „Transporteur der Atembewegung" und auf die Kräftigung des Zwerchfells als wichtigster Atemmuskel. Dies bedeutete, nach dem vorausgegangenen ärztlichen Befund, sowohl an der Wirbelsäulenmuskulatur und an der Atemmuskulatur als auch in den myofaszialen Schichten zu arbeiten. Mit einzelnen therapeutischen Griffen, immer in Dehnpositionen angewandt, wurden die Übergänge Muskel/Sehne/Knochen, wo sich die Mechanorezeptoren für die Atembewegung befinden, „gelöst", und durch Periost- und Schmerzreize tiefe Atemzüge provoziert.

Liselotte Brünes Verdienst war es, der Anwendung dieser Techniken eine Struktur mit ganzheitlichem Ansatz zu geben und sie in die Physiotherapie einzubringen. Der differenzierte Befund, insbesondere die Beobachtung der individuellen Atemsituation des Patienten, war die zwingende Voraussetzung für den Therapieerfolg. Die einzelnen Griffe wurden benannt, definiert und schriftlich fixiert. Der Therapieverlauf wurde durch das Beobachten der Atembewegung, den Rhythmus der Behandlung, die manuelle Reizsetzung sowie durch die veränderte Atemreaktion des Patienten bestimmt.

Aufgrund des Behandlungsbedarfs der Patienten, des großen Interesses von ganzheitlich orientierten Ärzten und Physiotherapeuten entschloss sich Liselotte Brüne, Kolleginnen in dieser Therapie auszubilden. Außerdem wurde für Lehrtherapeuten ein einheitliches Konzept entwickelt. Damit konnte die Ausbildung in mehreren deutschen Großstädten angeboten werden.

1977 erschien im Thieme Verlag Stuttgart das Buch „Reflektorische Atemtherapie". Hilla Ehrenberg und Professor von Braunbehrens unterstützten Frau Brüne dabei in kollegialer Weise. Die neue Bezeichnung „Reflektorische Atemtherapie" geht auf Dr. Schmitt zurück, da die Griffe seiner Atemmassage auf reflektorischem Weg zu Atemregulierung und Atemerweiterung führen.

In der weiteren Entwicklung wurden Indikationen für die Anwendung dieser Technik gefunden. Es handelte sich um Diagnosen aus den Fachbereichen Orthopädie, Innere Medizin, Neurologie, Pädiatrie, Intensivmedizin und insbesondere der Psychosomatik. Ein philosophischer Hintergrund war durch Dr. Schmitt mit seinem Studium fernöstlicher Heilmethoden gegeben, und er wurde durch die Kombination von Atembehandlung, Yoga und Naturheilverfahren in die Praxis umgesetzt.

Seit 1961 ist Liselotte Brüne Mitglied im Berufsverband ZVK LV Bayern, und sie engagiert sich in der Arbeitsgemeinschaft Atemtherapie des ZVK. Seit dem Jahr 2000 ist sie Ehrenvorsitzende des Vereins „Reflektorische Atemtherapie e.V.".

Die Ziele des Vereins sind die Ausbildung von Lehrtherapeuten und die Verbreitung eines einheitlichen Lehrkonzeptes. Von besonderem Interesse sind der Dialog mit Ärzten, Kollegen und Patienten sowie der Austausch von Erfahrungen und Therapieformen mit der Zielsetzung, die „Reflektorische Atemtherapie" in Bezug auf ihren ganzheitlichen Behandlungsansatz weiterzuentwickeln.

Der Anspruch und die Perspektive der RAT beruhen auf der Wandlung, also der Veränderung, von Körper, Geist und Psyche durch die erweiterte Atembewegung und somit auch auf der Beeinflussung aller übrigen Organsysteme. In allen Kulturen der Welt ist die Atmung seit jeher ein zentrales Thema. „Ohne Atmung kein Leben".

Liselotte Brünes große Begeisterungsfähigkeit und ihr nie ermüdendes Engagement basieren auf jahrelanger Selbsterfahrung. Für ihre Arbeit wurde ihr im Jahr 2002 dass Bundesverdienstkreuz verliehen.

Aufgabe und Anspruch für uns als nachfolgende Lehrtherapeuten und Therapeuten ist es, engagiert, gewissenhaft und authentisch mit der Behandlungsmethode umzugehen und sie überzeugend weiterzutragen.

Literatur

Dr. med. Johannes Schmitt, Das Hohelied vom Atem, 4. Aufl. 1966, Fotok. Reprographischer Betrieb Darmstadt

Dr. med. Johannes Schmitt, Atemheilkunst, 5. Auflage, 1969, Humata Verlag, Harold S. Blume, Biel

2 Anatomie und Physiologie der Atemsysteme

Karin Klepsch, Ralf Dornieden

Bei der Ausübung und der Lehrtätigkeit der Reflektorischen Atemtherapie stand für Frau L. Brüne und Herrn Dr. J. L. Schmitt besonders die bedeutende Funktion des Diaphragmas im Mittelpunkt.

Wir konzentrieren uns in diesem Beitrag daher auf die Anatomie des Diaphragmas, auf funktionelle Zusammenhänge und den Ablauf während der In- und Exspiration. In allen Punkten stehen die physiologischen Abläufe im Vordergrund. Das Basiswissen über die Anatomie der Lunge, die Muskulatur, das parietale System und die Atemphysiologie wird vorausgesetzt.

Topographisch liegt das Diaphragma ventral auf Höhe des 4./5. Interkostalraumes (ICR) rechts und 5./6. ICR links. Dorsal befindet es sich auf der Höhe der 8./9.Rippe.

2.1 Anatomische Gliederung des Diaphragmas

Das Diaphragma gliedert sich anatomisch in vier Teile: Pars lumbalis, Pars costalis, Pars sternalis und Centrum tendineum *(Abb. 2.1, 2.2)*.

2.1.1 Pars lumbalis

Die Pars lumbalis ist am kräftigsten ausgebildet und wird in einen medialen und einen lateralen Anteil unterteilt.

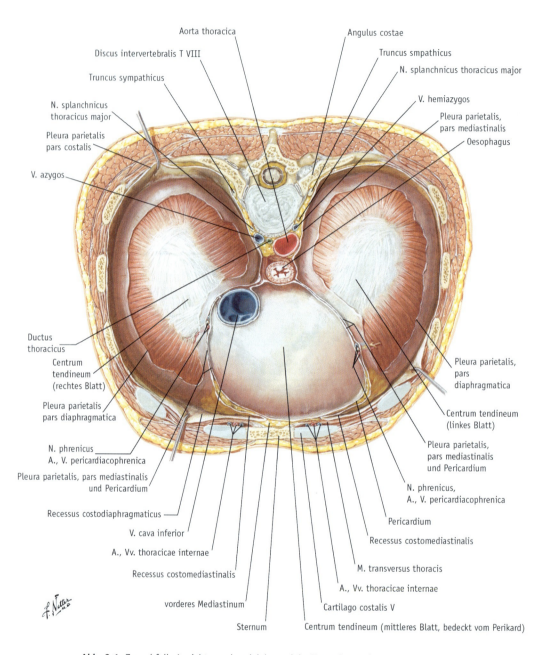

Aorta thoracica

Discus intervertebralis T VIII

Truncus sympathicus

N. splanchnicus thoracicus major

Pleura parietalis pars costalis

V. azygos

Angulus costae

Truncus smpathicus

N. splanchnicus thoracicus major

V. hemiazygos

Pleura parietalis, pars mediastinalis

Oesophagus

Ductus thoracicus

Centrum tendineum (rechtes Blatt)

Pleura parietalis pars diaphragmatica

N. phrenicus
A., V. pericardiacophrenica

Pleura parietalis, pars mediastinalis und Pericardium

Recessus costodiaphragmaticus

V. cava inferior

A., Vv. thoracicae internae

Recessus costomediastinalis

vorderes Mediastinum

Sternum

Pleura parietalis, pars diaphragmatica

Centrum tendineum (linkes Blatt)

Pleura parietalis, pars mediastinalis und Pericardium

N. phrenicus, A., V. pericardiacophrenica

Pericardium

Recessus costomediastinalis

M. transversus thoracis

A., Vv. thoracicae internae

Cartilago costalis V

Centrum tendineum (mittleres Blatt, bedeckt vom Perikard)

Abb. 2.1 Zwerchfell, Ansicht von kranial (copyright Netterimages).

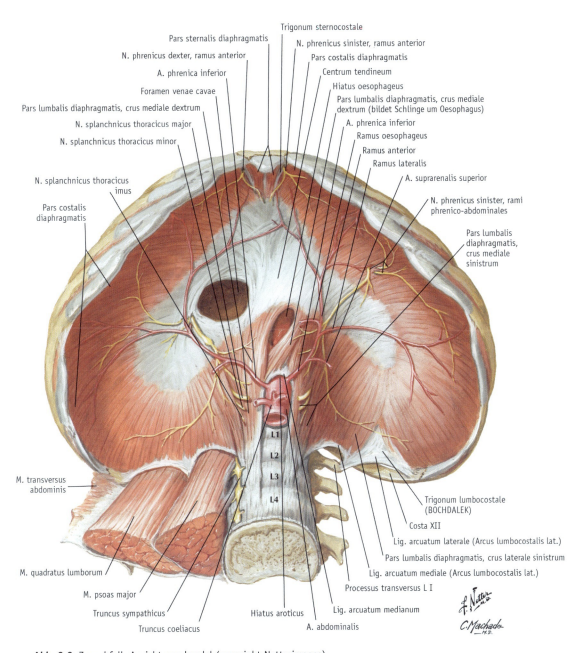

Trigonum sternocostale

Pars sternalis diaphragmatis

N. phrenicus sinister, ramus anterior

N. phrenicus dexter, ramus anterior

Pars costalis diaphragmatis

A. phrenica inferior

Centrum tendineum

Foramen venae cavae

Hiatus oesophageus

Pars lumbalis diaphragmatis, crus mediale dextrum

Pars lumbalis diaphragmatis, crus mediale dextrum (bildet Schlinge um Oesophagus)

N. splanchnicus thoracicus major

A. phrenica inferior

N. splanchnicus thoracicus minor

Ramus oesophageus

Ramus anterior

Ramus lateralis

A. suprarenalis superior

N. splanchnicus thoracicus imus

N. phrenicus sinister, rami phrenico-abdominales

Pars costalis diaphragmatis

Pars lumbalis diaphragmatis, crus mediale sinistrum

M. transversus abdominis

Trigonum lumbocostale (BOCHDALEK)

Costa XII

Lig. arcuatum laterale (Arcus lumbocostalis lat.)

Pars lumbalis diaphragmatis, crus laterale sinistrum

M. quadratus lumborum

Lig. arcuatum mediale (Arcus lumbocostalis lat.)

Processus transversus L I

M. psoas major

Truncus sympathicus

Hiatus aroticus

Lig. arcuatum medianum

Truncus coeliacus

A. abdominalis

L1
L2
L3
L4

Abb. 2.2 Zwerchfell, Ansicht von kaudal (copyright Netterimages).

Der *mediale Anteil* bildet mit seinen langen Sehnen das rechte und linke Crus diaphragmatis (Crus dextrum und sinistrum). Dabei erstreckt sich der rechte Schenkel bis zum dritten Lendenwirbelkörper, der linke bis zum zweiten. Beide laufen im Ligamentum longitudinale anterius nach kaudal aus. Der beiderseits fibröse mediale Rand verbindet sich kranial bogenförmig zum Ligamentum arcuatum medianum, das den Hiatus aorticus auf Höhe der Brustwirbel 11/12 umfasst. Zwischen diesem Bogen, zur Wirbelsäule hin, liegt das fibröse Bett der Aorta und des Ductus thoracicus. So ist die Öffnung des Hiatus fibrös stabilisiert und verändert sich nur wenig bei Aktivitäten des Diaphragmas.

Durch beide Crura treten die Nn. splanchnici majores und minores sowie die V. azygos, die V. hemiazygos und der sympathische Grenzstrang hindurch. Über eine Änderung im Tonus oder auch in der Motorik der Crura können diese orthosympathischen Strukturen, welche den gesamten Oberbauch und Dünndarm versorgen, stimuliert werden. Das hat einen Einfluss auf den Tonus der Arterien und der Sphinkter in diesem Bereich.

Direkt unterhalb des Hiatus aorticus, eingebettet in die beiden vertikalen Schenkel des Diaphragmas, liegt das periphere neurovaskuläre Zentrum des Oberbauches, der retroperitonealen Loge, des Dünndarms und des Colon ascendens. Von hier aus werden diese Strukturen neurovegetativ überwacht. *Dieses Zentrum ist der Plexus solaris. Er ist die wichtigste periphere Schaltstelle des Ortho- und Parasympathicus im Abdomen.*

Der *laterale muskuläre Anteil* findet seinen Ursprung in zwei Sehnenbögen, dem Ligamentum arcuatum mediale bzw. laterale.

Durch die *mediale Arkade* verläuft der M. psoas major, durch die *laterale Arkade* der M. quadratus lumborum. Das Lig. arcuatum mediale ist zwischen der vorderen Seite des ersten Lendenwirbelkörpers und dessen Querfortsatz aufgespannt, das laterale zwischen diesem Querfortsatz und der 12. Rippe.

Bei der Pars lumbalis handelt es sich um einen besonderen Anteil des Diaphragmas. Die Muskelzüge der Crura verschränken sich nach oben und bilden eine Acht, in deren oberer Schlaufe die Durchtrittsstelle des Ösophagus, des N. vagus (10. Hirnnerv) und des linken N. phrenicus liegt. Über diese Muskelschere kann das Diaphragma die Speiseröhre in Kombination mit anderen Mechanismen verschließen. Direkt vor dieser Acht liegen das Ganglion coeliacum und das Ganglion mesentericum superior. Beide überwachen den gesamten Oberbauch und den Darm bis zum Canon-Böhm-Punkt nerval.

2.1.2 Centrum tendineum

Das Centrum tendineum liegt wie ein Kleeblatt in der Mitte des Diaphragmas. Es besteht aus sich verschränkenden Sehnenfasern. Ein Band verbindet das rechte mit dem linken Blatt, ein weiteres Band das rechte mit dem vorderen Blatt. Die im Centrum tendineum gelegene Durchtrittstelle der V. cava inferior mit dem Ramus phrenicoabdominalis des rechten N. phrenicus auf Höhe von Th 9 wird von diesen Bändern umschlossen.

Das anteriore Blatt oder auch anteriores Folioli genannt, auf dem das Perikard liegt, ist das Größte. Im frontalen Schnitt bildet sich hier eine Art Sattel.

Das Centrum tendineum ist eine Struktur, die weder elastisch noch dehnbar ist. Sie wird von den verschiedenen muskulären Anteilen, die an ihr ansetzen, wie ein Knochen von Muskeln bewegt.

2.1.3 Pars sternalis

Die Pars sternalis ist aus dem Septum transversum hervorgegangen, hat sich also von zentral nach vorne entwickelt. Sie ist durch eine Spalte (Marfan und Laray) in zwei Stränge geteilt. Diese Teilung erlaubt, dass das Diaphragma die Beweglichkeit bekommt, nach außen zu rotieren. Erst bei tiefer Inspiration wird dieser Anteil motorisch aktiv und hebt dabei das Sternum nach vorne/oben.

2.1.4 Pars costalis

Die Pars costalis hat sich embryologisch aus der Thoraxwand in das Zwerchfell hinein entwickelt. Die Fasern sind von lateral nach vorn unten innen gewachsen und wurden dabei in den lateralen Anteil des Diaphragmas integriert. In dieser Richtung inseriert die Pars costalis in ihrem anterioren Anteil auch an den unteren sechs Rippen alternierend mit den Ursprungszacken des M. transverus abdominis.

Der dorsal gelegene Anteil inseriert an den ligamentären Arkaden, die die 12. mit der 11. und die 11. mit der 10. Rippe verbinden. So wird durch diesen Anteil besonders deutlich, dass die unteren Rippen mit dem Diaphragma eine motorische Einheit bilden.

2.2 Innervation

Das rechte Hemidiaphragma wird vom rechten, das linke vom linken N. phrenicus (Ursprung C 3/4) nerval versorgt *(Abb. 2.3)*. Diese Nerven laufen bilateral des Perikards zum Zwerchfell.

Auf der rechten Seite durchtritt der rechte N. phrenicus das Diaphragma rechts von der V. cava und unterteilt sich in drei Äste:

▷ Der *vordere Ast* versorgt die Pars sternalis und die Pars costalis.

▷ Ein abgehender Ast, *N. recurrens* geht zur V. cava, die er motorisch unterstützt bzw. stabilisiert.

▷ Der *seitliche Ast* versorgt den lateralen kostalen Anteil und der *hintere Ast* den rechten Schenkel und die Region um den Hiatus oesophagicus und anastomisiert mit dem Plexus solaris.

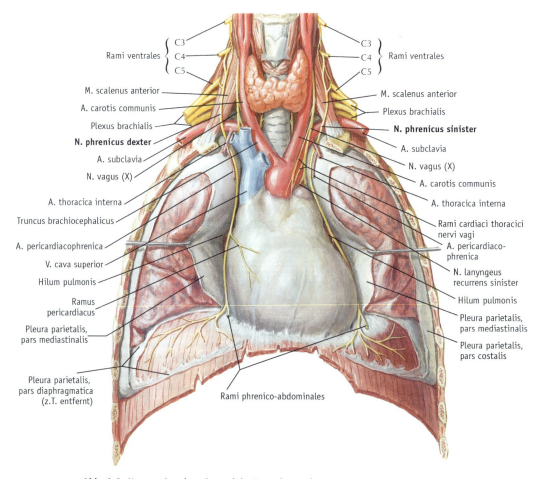

Abb. 2.3 Nervus phrenicus (copyright Netterimages).

Die Durchtrittsstelle des linken Nerven liegt weiter antero-lateral, in der Nähe der Herzspitze. Der linke N. phrenicus unterteilt sich ebenfalls in drei Äste:

▷ Ein Ast versorgt die Pars sternalis.
▷ Ein *seitlicher Ast* die Pars costalis
▷ und der *hintere Ast* das linke Crus diaphragmatis und den Bereich des Hiatus oesophagicus.

Die sensible Versorgung geschieht über die sechs unteren Interkostalnerven. Sympathische Anteile gelangen vom Ganglion coeliacum über eine Anastomose zum rechten N. phrenicus.

2.3 Anatomische Verbindungen des Diaphragmas

Das Diaphragma hat zahlreiche anatomische Verbindungen zu den umgebenden Organen und Strukturen. Auch zu „weiter entfernten" Strukturen können anatomische Verbindungen hergestellt werden. Das impliziert, dass alle Strukturen über die Funktion des Diaphragmas beeinflussbar sind, aber diese umgekehrt auch beeinflussen können. Wir nennen exemplarisch nur einige wenige Verbindungen:

▷ Leber: Area nudae, Ligamentum triangulare dextrum et sinistrum, Ligamentum coronarium
▷ Milz: Ligamentum phrenolienale
▷ Magen: Ligamentum gastrophrenicum
▷ Speiseröhre: Pars lumbalis diaphragmatis, Crus mediale dextrum
▷ Darm: Ligamentum phrenicocolicum links (10. Rippe) und rechts (9. Rippe)
▷ Herz: Perikard
▷ Nieren: Fascia renalis
▷ Duodenum: M. suspensorius duodeni (Treitz-Muskel), Ligamentum von Treitz.

2.4 Funktionelle Anatomie

Die rechte und die linke Hälfte des Diaphragmas sind sowohl auf nervaler, metabolischer als auch auf mechanischer Ebene unabhängig voneinander. Normalerweise funktioniert das Diaphragma als Einheit.

2.4.1 Hauptfunktionen des Diaphragmas

In einer normalen physiologischen Situation wird die Aktivität des Diaphragmas von den Notwendigkeiten des Blutgasaustausches bestimmt und über die damit verbundene Regulation des Säure-Basen-Haushaltes gesteuert. Zwischen der Ein- und Ausatmung in Ruhe gibt es eine volumetrische Differenz in der Lunge von 550 cm^3.

Das Diaphragma hat während der Ruheatmung zwei Funktionen:

1. Es entfaltet die Lungen, wodurch der Ansaugeffekt von Luft in die Lunge ausgelöst wird und den Gasaustausch ermöglicht. Der thorakale Raum vergrößert sich dabei, es entsteht ein Druckabfall, die Luft strömt wie in einen Blasebalg, der auseinander gezogen wird. Die Luft übt dann von innen eine Kraft auf den Thorax aus, die antigravitatorisch wirkt und sich von oben nach unten entfaltet. Ähnlich einem Luftkissen wird der Brustkorb stärker als in der Exspirationsphase von innen getragen.
2. Die inspiratorische Aktivität saugt das venöse abdominale Blut aus dem Bauchraum in den Thorax. Das Diaphragma hat somit auch eine wichtige hämodynamische Funktion.

2.4.2 Druckveränderungen und Hämodynamik

Zwischen abdominalem und thorakalem Raum besteht ein Druckgefälle. Der abdominale Raum besitzt einen positiven, der pleurale Raum einen negativen Druck. Das Druckgefälle zwischen den intra- und extrathorakalen Venen ist hämodynamisch für das venöse Niederdrucksystem des großen Blutkreislaufes von großer Bedeutung.

Das Gefälle erhöht sich während der Einatmung, der alveolare Druck wird durch das Absinken des Diaphragmas und das damit verbundene Auseinanderziehen der Lunge negativ, der intraperitoneale Druck aufgrund der Kompression des Diaphragmas und der Bauchwand positiver. Der negative pleurale Druck verringert sich durch die Einatmung noch mehr. In dieser Phase wird vermehrt venöses Blut in den intrathorakalen Raum gesaugt. Der Blutfluss in der V. cava verdoppelt sich während der Einatmung in Ruhe.

In der Ausatmungsphase verhindern Venenklappen den Rückstrom in die entgegengesetzte Richtung. Durch die Atmung entsteht ein Pumpsystem, welches den venösen Rückfluss in den rechten Vorhof des Herzens unterstützt.

Myologische Untersuchungen haben gezeigt, dass im Thorax in Ruhe normalerweise nur das Diaphragma und die parasternalen Interkostalmuskeln aktiv sind, um ihn zu stabilisieren. Wäre die Interkostalmuskulatur passiv, würde der obere Thorax durch den in der Inspiration erhöhten negativen Druck kollabieren.

Inspiration

Während der Einatmung arbeiten die beiden Hemidiaphragmen gemeinsam. Das nicht kontraktile Centrum tendineum wird von dem umgebenen Muskelkranz nach unten gespannt und gezogen. Dabei werden der mittlere Sattel und das darauf liegende Herz weniger bewegt. Die größte Bewegungsamplitude entsteht posterior und lateral. In diesen posterior-lateralen Bereich wird die in die Lungen einströmende Luft gelenkt.

Bei Ruheatmung wird der peritoneale Inhalt normalerweise nicht durch das Diaphragma im Raum beeinflusst. Dennoch werden die abdominalen Strukturen während der Inspiration durch das sich senkende Diaphragma komprimiert. Gleichzeitig erhöht die abdominale Körperwand im Atemrhythmus reflektorisch ihren Ruhetonus, so dass die Kompression auf den peritonealen Inhalt von allen Seiten gleichmäßig erfolgt. Der peritoneale Inhalt kann mit einem hydraulischen System verglichen werden, wobei der Bauchinhalt einer Flüssigkeit entspricht. So erhöht sich der Druck innerhalb des Abdomens gleichmäßig bei konstantem Volumen.

Sobald sich die Inspiration verstärkt, senkt sich das Diaphragma ab und komprimiert den peritonealen Inhalt. Dabei zeigen die beiden medio-lateralen Kuppeln den größten Bewegungsausschlag, wodurch das Diaphragma in der Transversalebene abflacht. Gleichzeitig verlagert sich das Centrum tendineum nach vorne. Das Diaphragma rotiert dabei um eine frontale Achse nach anterior; die lateralen und posterioren Muskelzüge geraten hierdurch unter Vorspannung.

Die unterhalb der Kuppeln liegenden Organe rotieren durch diesen Impuls nach vorne. Bei weiterer Inspirationsvertiefung nimmt das Diaphragma den peritonealen Inhalt als Widerlager und rotiert gemeinsam mit den Rippen nach außen.

Am Ende der Inspiration rotiert das Diaphragma nach hinten. Durch die starke Kontraktion der beiden vertikalen Crura sinkt das Diaphragma posterior mehr als anterior. In dieser Phase hebt die Pars sternalis das Sternum nach vorne-oben. Das Diaphragma sinkt und verlagert sich dabei nach hinten.

Exspiration

Bei der physiologischen Ruheatmung erfolgt die Ausatmung passiv. Die in der Einatmung gedehnten elastischen Gewebe der Lunge schnellen wieder in die Ausgangsstellung zurück. Das Diaphragma entspannt sich langsam und wird vom N. phrenicus aktiv kontrolliert. Somit entweicht die Luft langsam aus der Lunge. Das ist besonders beim Sprechen von großer Bedeutung. In der letzten Phase der Ausatmung kann diese noch über eine aktive Kontraktion der Exspirationsmuskulatur verstärkt werden. Dies gilt jedoch nur bei der forcierten Ausatmung. In Ruhe dauert der Atemzyklus 3–4 Sekunden, die Exspiration ist etwas länger als die Inspiration.

2.5 Physiologie

Der Gasaustausch zwischen der externen Umwelt und dem internen Milieu ist die primäre Funktion der Atmung. Dies wird durch eine koordinierte Aktivität zwischen respiratorischem und kardiovaskulärem System ermöglicht.

2.5.1 Steuerungsmechanismen

Kontrolliert wird die Atmung vom autonomen Nervensystem. Das übergeordnete neuro-anatomische Zentrum, das für die rhythmische Erregung der Atemmuskulatur verantwortlich ist, liegt im Hirnstamm im ventral-lateralen Bereich der Medulla oblongata. Hier befindet sich ein Netzwerk von Neuronen, von denen zyklische neuronale Aktivitäten ausgehen. Diese oszillierenden Aktivitäten werden über retikulospinale Bahnen an die entsprechenden inspiratorischen und gegebenenfalls auch exspiratorischen Alpha-Motoneuronen des Rückenmarks weitergeleitet. Im dorso-lateralen Teil der Medulla oblongata liegt der afferente Teil des Netzwerkes. Hier laufen die Informationen aus der Lunge, den Atemwegen und dem Herz-Kreislauf-System zusammen. Das als respiratorisches Netzwerk bezeichnete neuronale Geflecht ist Teil des autonomen Nervensystems.

Über die Formatio reticularis haben unterschiedlichste Afferenzen und Efferenzen einen Einfluss auf das respiratorische Netzwerk und somit auf die Atmung. Muskelarbeit kombiniert mit Bewegungen der Gliedmaßen hat über nervale und humorale Afferenzen einen stark stimulierenden Effekt. Ein passives Bewegen der Gliedmaßen induziert auf der nervalen Ebene eine Steigerung der Atmung.

Schmerzreize führen über die Nozizeption zu einer Atemstimulation. Über das limbische System haben Emotionen wie z.B. Angst oder Trauer Einfluss. Kälte- und Wärmereize führen über Stimulation der Thermorezeptoren zu einer Atemreaktion. Die willkürliche Beeinflussung der Atmung ist ebenfalls möglich. Beim Sprechen wird dies offensichtlich.

Periphere Informationen über Atemmechanik, chemische Stimuli und Temperaturen laufen über die Hirnnerven I, V, IX und X zum Nucleus tractus solitarii, der die Aktivität des respiratorischen Netzwerkes verändert. Dies kann unterschiedliche Reflexe auslösen, wie Husten und Erbrechen, Nießen, Aspirieren, aber auch Verhaltensreaktionen wie z.B. Schnüffeln. Von bronchialen Dehnungsrezeptoren, deren Afferenzen über den N. vagus laufen, wird der Hering-Breuer-Reflex[1] ausgelöst. Er inhibiert die Inspiration und schützt somit die Lunge vor einer Überdehnung.

Das Zwerchfell wird motorisch von den beiden Nn. phrenici versorgt (C4). Sie übertragen die Efferenzen aus dem Atemzentrum auf das Diaphragma. Die spinalen Motoneuronen des N.phrenicus werden auch von anderen Systemen des Gehirns mit Efferenzen „gefüttert". So kann der motorische Kortex der Hirnrinde direkt auf das Motoneuron des N. phrenicus zugreifen. Das ermöglicht nicht nur eine willentliche Beeinflussung der Atemaktivität, sondern bindet den Muskel auch in das motorische System des Körpers ein. Bewegungen im Raum werden daher auch vom Diaphragma unterstützt. Supraspinale, im Gehirn gelegene posturale Zentren, die für die Erhaltung des Gleichgewichts zuständig sind, können direkt über das Motoneuron des N. phrenicus das Zwerchfell stimulieren. Das Diaphragma hat mit seiner Aktivität je nach Anforderung unterschiedliche Aufgaben, die es gleichzeitig erfüllen muss. Seine Aufgaben stehen im Dienst des gesamten Organismus. Deshalb ist es wichtig, diese Struktur und seine angrenzenden Nachbarn aktiv, beweglich und mobil zu halten.

2.5.2 Säure-Basen-Haushalt

Die Atmung steht im Dienst der metabolischen Notwendigkeiten des Organismus, d.h. des Blutgasaustausches und des damit verbundenen Säure-Basen-Haushalts. Das Ziel der Atmung ist das Aufrechterhalten des Gleichgewichts zwischen Sauerstoff und Kohlenstoffdioxid.

Wichtigster Stimulus für die Atmung ist deshalb eine Veränderung des pCO_2-, pO_2- und des pH-Wertes des Blutes. Die zentrale chemosensible Zone liegt an der ventralen Fläche des Hirnstammes in zerebrospinaler Flüssigkeit. Da das CO_2 am schnellsten die Blut-Hirn-Schranke überwindet und damit den pH-Wert des

---

[1] Lungendehnungsreflex: Die Dehnung der Lunge bei der Inspiration bewirkt reflektorisch eine Inspirationshemmung.

Liquors verändert, reagiert die Atemsteuerung zuerst auf eine Veränderung des Druckes von CO_2 (pCO_2) im Blut.

In den Glomera aortica und dem Glomus caroticum liegen die besonders auf Veränderungen im Sauerstoffdruck (pO_2) empfindlichen arteriellen Chemorezeptoren. Sie befinden sich im Aortenbogen und in der rechten A. subclavia. Über den N. laryngeus superior bzw. den N. glossopharyngeus laufen ihre Informationen zu dem in der Medulla oblongata befindlichen Nucleus tractus solitarii.

Für eine optimale Stoffwechselsituation muss der Organismus den Säure-Basen-Haushalt stabil halten. Nur geringe Schwankungen des pH-Wertes sind tolerierbar. Deshalb ist ein ausgeglichener Säure-Basen-Haushalt lebensnotwendig. Die wichtigsten Organe, über deren Ausscheidungen der Säure-Basen-Haushalt reguliert wird, sind die *Lungen* und die *Nieren*.

Je mehr CO_2 die Lungen abatmen, desto mehr Säure verliert der Organismus. Das Blut wird infolge einer Hyperventilation alkalisch. Die Nieren können sowohl das saure H^+ als auch das basische HCO_3^- des Blutes in den Urin absondern. Weiter sind sie in der Lage, fixe Säuren auszuscheiden, die nicht direkt abgeatmet werden können. Auch die Leber spielt in diesem Zusammenhang eine wichtige Rolle: Abhängig von der pH-Konzentration des Blutes produziert sie Glutamin, welches die Niere benötigt, um das H+ in den Urin abgeben zu können. Auf metabolischer Ebene unterstützen sich also die verschiedenen Organe und können sich gegenseitig kompensieren.

Wir hoffen, dass wir mit diesen Ausführungen deutlich machen konnten, dass Strukturen, Aufgaben und Funktionen im menschlichen Körper, hier in Bezug auf Diaphragma und Atmung, niemals isoliert betrachtet werden können. Es ist immer ein komplexes Zusammenspiel nötig, um eine Funktion zu erfüllen oder auch eine Funktion zu kompensieren.

Literatur

Aumüller, G.; Aust, G.; Doll, A. (2006): Anatomie; Duale Reihe; Thieme Verlag Stuttgart

Brüne, L. (1994): Reflektorische Atemtherapie; Thieme Verlag Stuttgart

Berg, van den, F. (2000): Angewandte Physiologie; Bd. 2; Thieme Verlag Stuttgart

Drake, L.R.; Vogl, W.; Mitchell, A.W.M.; Paulsen, F. (2007): Gray's Anatomie für Medizinstudenten; Urban & Fischer München

Faller, A.; Schünke, M. (2008): Der Körper des Menschen; Thieme Verlag Stuttgart

Helsmoortel, J; Hirth, T.: Wührl, P. (2002): Lehrbuch der viszeralen Osteopathie; Thieme Verlag Stuttgart

Moore, K.L.; Persaud, T.V.N. (1996): Embryologie; Schattauer Verlag Stuttgart

Netter, F.M. (2006): Atlas der Anatomie des Menschen; Thieme Verlag Stuttgart

Putz. R.; Pabst, R. (2007): Sobotta – Anatomie des Menschen – Bewegungsapparat – Innere Organe – Neuroanatomie; Urban & Fischer München

Schünke, M., Schulte, E.; Schumacher, U.; Voll, M.; Wesker, K. (2006): Prometheus – Lernatlas der Anatomie; Thieme Verlag Stuttgart.

3 Die Praxis der Reflektorischen Atemtherapie

Ariane Lerch, Ingrid Schweigert, Marleen van Damme

Die Reflektorische Atemtherapie ist seit über vierzig Jahren eine bewährte Ergänzung der Behandlungsmethoden der Physiotherapie. Sie beruht auf der Wärmebehandlung, verschiedenen manuellen Techniken und der Atemgymnastik. Mit der manuellen Behandlung werden Voraussetzungen für eine optimale Form des Atembewegungsablaufs geschaffen.

3.1 Ziele, Indikationen, Kontraindikationen

Das Anwendungsspektrum umfasst alle Schweregrade akuter und chronischer Erkrankungen der Atmungssysteme und kann bei allen Altersstufen angewendet werden. Patienten empfinden die RAT als sehr wohltuend. Sie können hier, während man sonst viel Aktivität von ihnen erwartet, passiv-aktiv sein. Sie erleben ihre Atmung und lassen sie geschehen.

Aufgrund gezielter Druckverschiebungen in Haut und Muskeln sowie durch Schmerzreize unterschiedlicher Dosierung wird eine nervös-reflektorische Steuerung in Gang gesetzt und somit unwillkürlich eine Veränderung der Atembewegung hervorgerufen. Neben der Herabsetzung erhöhter Gewebswiderstände von Haut, Unterhautgewebe und Muskulatur wird auf die Spannungsregulation und auf den Grundtonus der Atem- und Atemhilfsmuskulatur Einfluss genommen. Über die Griffe und Reizsetzungen und verstärkte Atembewegung werden alle Systeme des Körpers und viele Aspekte des Krankheitsgeschehens beeinflusst. Wir sprechen daher von einem ganzheitlichen Ansatz der Therapie.

Behandlungsziele

▷ Tonusregulation und Durchblutungsförderung der Atem- und Atemhilfsmuskulatur
▷ Verbesserung der Thoraxmobilität
▷ Regulation der Atembewegung, der Atemfrequenz und der Atemvolumina
▷ Regulation des kardialen Systems
▷ Tonusregulation und Durchblutungsförderung der Rumpf und Extremitätenmuskulatur
▷ Gelenkmobilisation
▷ Beeinflussung des vegetativen Nervensystems
▷ allgemeine psychische Entspannung
▷ Stärkung des Immunsystems
▷ Durchblutungsförderung des Gewebes.

Anwendungsgebiete

▷ Ventilationsstörungen
  • obstruktive Ventilationsstörungen wie Asthma bronchiale, obstruktives Emphysem, chronisch obstruktive Bronchitis
  • restriktive Ventilationsstörungen (besonders bei verminderter Thoraxdehnbarkeit) wie Skoliosen, Trichterbrust, Morbus Bechterew, Pleuraverschwartungen, Lungenfibrose, starke Muskelverspannungen
  • Zustand nach Lungenoperationen, Pneumonien
  • Zystische Fibrose
  • Transplantationen.
▷ Störungen des Bewegungsapparates, u.a. Wirbelsäulensyndrome auf rheumatischer und degenerativer Grundlage, z.B. die Scheuermann-Erkrankung, Ischialgie, Lumbalgie, Periarthritis humeroscapularis u.v.a.
▷ Fehlregulationen des vegetativen Nervensystems wie Dysregulationen von Seiten
  • der Atmung, so genanntes nervöses Atemsyndrom
  • des Kreislaufs, hypo- und hypertone Dysregulation
  • des Herzens, so genannte nervöse Herzbeschwerden
  • des Magen- und Darmtraktes, z.B. Roemheld-Symptomenkomplex mit Zwerchfellhochstand, Obstipation.
▷ psychische Störungen wie leichte depressive und neurotische Formen (Atemtherapie als Zusatz zur Psychotherapie) und Körperpsychotherapie
▷ Intensivmedizin
▷ Pädiatrie.

▷ begleitend anzuwenden bei:
  • Atemgymnastik
  • Gymnastik
  • Gesangsschulung
  • Sport/Lungensport.

Kontraindikationen

▷ Infektionskrankheiten
▷ hohes Fieber ab 40 Grad
▷ Neuritiden
▷ Psychosen
▷ manische Depression.

Relative Kontraindikationen

▷ Osteoporose
▷ Tumor (palliativ nach Absprache mit dem Arzt)
▷ Schwangerschaft (1.–3. Monat: Vorsicht bezüglich der Beckenregion)
▷ Hautkrankheiten und allergische Zustände.

Beachte

Tuberkulose kann behandelt werden, wenn der Therapeut sich schützt.

3.2 Behandlungsgrundlagen

3.2.1 Ausgangsstellungen

Bauchlage

▷ Gewählt wird eine an den Patienten angepasste Lagerung vom Schultergürtel bis zum Os pubis.
▷ Die Arme liegen seitlich neben dem Körper, die Ellenbogen sind leicht abduziert innenrotiert und gebeugt.
▷ Abhängig vom Patienten ist es möglich, die Arme nach vorne oben zu lagern.
▷ Der Kopf liegt – wenn möglich – in Verlängerung der Wirbelsäule.
▷ Die Beine sind leicht abduziert.
▷ Die Füße sind mit einer Rolle unterlagert (Knie leicht gebeugt).

Variationen

▷ Kopf an der Stirn unterlagern.

▷ Kopf kann gedreht werden (rechts/links).

▷ Bei starken Kyphosen: zusätzlich mit Keil unterlagern und ein zweites Kissen oder/und Sandsäckchen unter die Schultern legen.

Seitenlage

▷ Der Patient liegt in stabiler Seitenlage.

▷ Kopf und Halswirbelsäule liegen unterlagert in Verlängerung der Wirbelsäule.

▷ Das obere Bein ist gestreckt und kann bei Bedarf unterlagert werden.

▷ Das untere Bein ist angewinkelt.

Variationen

Individuell an den Patienten angepasst kann die Taille mit einem kleinen Kissen unterlagert werden.

Rückenlage

▷ Der Kopf liegt unterstützt.

▷ Die Arme liegen leicht abduziert und mit gebeugten Ellenbogen neben dem Körper.

▷ Die Beine sind leicht abduziert.

▷ Die Knie bei Bedarf mit einer Rolle unterlagern.

Variationen

Knie mit einem größeren Kissen unterlagern.

Sitz

▷ Der Patient sitzt vor der Bank.

▷ Die Arme liegen auf der Bank.

▷ Der Kopf ist an der Stirn unterlagert in Verlängerung der Wirbelsäule.

3.2.2 Griffe

▷ Streichung

● beginnend in der Exspirationsphase

● verweilend an Prädilektionsstellen, bis eine Atemreaktion einsetzt.

▷ Druckverschiebungen
  ● mit den Fingerkuppen ein- oder beidhändig
  ● mit den Knöcheln (PIP), steil oder flachgestellte Handgelenke
  ● mit den Daumen (beide Daumenkuppen zeigen zueinander)
  ● mit dem Ellenbogen.
▷ Gabelgriff
  ● mit abgespreizten Daumen die Finger sind auf der anderen Seite aufgelegt oder abgestützt
▷ Abziehgriff
  ● Lumbrikalgriff zum „Abziehen" von Muskulatur ein- oder beidhändig
▷ Zirkelgriff
  ● mit den Knöcheln oder Fingerkuppen kreisförmig drehend
▷ Klopfung
  ● mit lockerer Hohlhand federnd
  ● mit einzelnem gebeugten Finger (PIP) federnd
  ● mit der Fingerkante
▷ Vibration
  ● ein- oder beidhändig an verschiedenen Abschnitten des Thorax.

3.2.3 Wärmeapplikationen/heiße Kompressen

Benötigt werden dazu:
▷ heißes Wasser und eine Schüssel
▷ Handtücher (bei Kindern Gästehandtücher)
▷ Haushaltshandschuhe.
Die Anwendung ist in allen Ausgangspositionen möglich:
▷ Bauchlage: Die Handtücher liegen auf dem ganzen Rücken vom Os occipitale bis zum Os coccygis.
▷ Rückenlage: Die Handtücher liegen von der Klavikula bis zur Symphyse.
▷ Seitlage: Die Handtücher liegen auf der gesamten lateralen Thoraxwand bis zur Crista iliaca.

Durchführung
▷ Zwei Handtücher werden in eine Schüssel mit heißem Wasser getaucht, ein Handtuch wird herausgenommen und gut ausgewrungen.
▷ Den Patienten vorsichtig an die Wärme gewöhnen, danach das Handtuch komplett auflegen.

▷ Das zweite Handtuch auf das erste legen und dann beide Handtücher umdrehen, zwei- bis dreimal wiederholen.

Mit den aufgelegten Handtüchern werden Dehnungen (diagonal bilateral) und Abziehgriffe ausgeführt.

Wirkungen
▷ Durchblutungs- und Stoffwechselförderung
▷ Tonusregulation
▷ Atemreiz setzen
▷ Beeinflussen der Atembewegung
▷ Förderung der Sekretolyse.

3.3 Durchführung der Atemtherapie

3.3.1 Behandlung in Bauchlage

Behandlung des Oberkörpers

Der Behandler steht am Kopfende:

➤ *Einleitende Streichung (diagnostischer Strich)*
Mit der Exspiration streicht der Therapeut mit beiden Daumen in Höhe des 7. Halswirbels beginnend beiderseits mit gezieltem Druck paravertebral abwärts unter weicher Mitführung der Hände. Am Lumbagopunkt/Crista iliaca wird langsam dehnend eine Weile gehalten (mehrere Atemzüge lang). Anschließend ohne abzusetzen am Ende der Exspiration weit über das Gesäß nach lateral abstreichen. Dann wird langsam mit beiden Händen ohne Druck an den Körperseiten nach kranial die Streichung beendet. Mehrmals wiederholen.

➤ *Dehnende Streichung*
Eine Hand liegt auf dem Okziput, die andere Hand streicht mit leichter Hohlhand über die Dornfortsätze (Prozessus spinosi) unter leichter Traktion zum Sakrum. Mehrere Atemzüge halten *(Abb. 3.1)*.

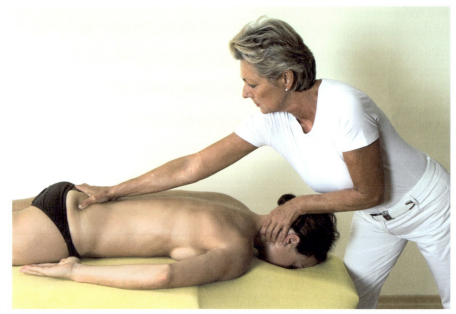

Abb. 3.1

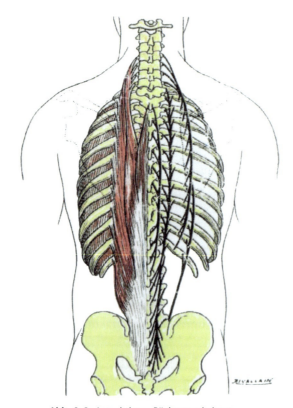

Abb. 3.2 Autochthone Rückenmuskulatur.

Behandler steht an der linken Seite des Patienten, frontal zur Bank:

➤ *Druckverschiebung entlang der gesamten Wirbelsäule*

Gearbeitet wird mit den Kuppen der mittleren drei Finger der ausgestreckten lockeren Hand oder beider Hände.

Mit tastender, zuerst weicher dann anschwellender Druckverschiebung wird schräg zum Faserverlauf des M. erector spinae und des M. trapezius auf die Wirbelsäule zu bis an die Processus spinosi heran geschoben *(Abb. 3.2)*. Auf beiden Seiten der Wirbelsäule wird so lange gearbeitet, bis die Gewebswiderstände nachlassen *(Abb. 3.3)*.

Die Prädilektionsstellen, 6. bis 8. Brustwirbel beidseitig der Brustwirbelsäule an der Pars ascendens des M. trapezius, intensiv behandeln (Hauptkyphosierung der Brustwirbelsäule).

Bei der Ausführung beachten:
▷ beginnen mit der Exspiration
▷ langsamer Rhythmus (Patient kommt ins Schwingen)
▷ Therapeut arbeitet körperdynamisch.

Variation: Den Griff mit beiden Fäusten oder Ellenbogen ausführen *(Abb. 3.4)*.

➤ *Druckverschiebung im Bereich der Lendenwirbelsäule*

Ziel: Verbesserung der Flexibilität der Wirbelsäule (M. Bechterew, Skoliosen etc.).

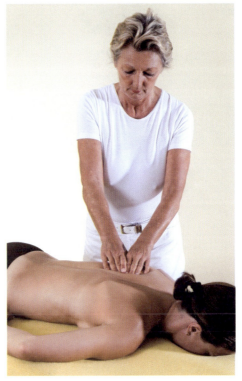

Abb. 3.3

Der Behandler steht/sitzt frontal zum Patienten in dessen Taillenhöhe auf der linken Seite:

➤ *Großer Fächer*

Unterhalb der Thoraxwand: Gabelgriff mit der rechten Hand oder den Mittelfingerkuppen der rechten Hand. Weit ventrolateral ansetzend entlang des Rippenbogens mit Druck gegen das Periost bis zum Übergang 12. Brustwirbel und 1. Lendenwirbel (Pars lumbalis des Diaphragma) *(Abb. 3.5a)*.

Oberhalb der Crista iliaca: Gabelgriff mit der linken Hand.

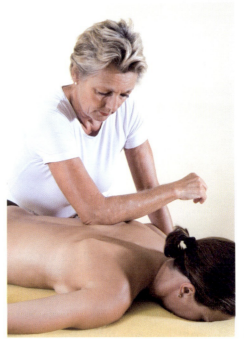

Abb. 3.4

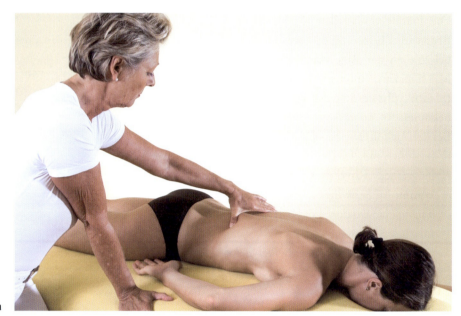

Abb. 3.5a

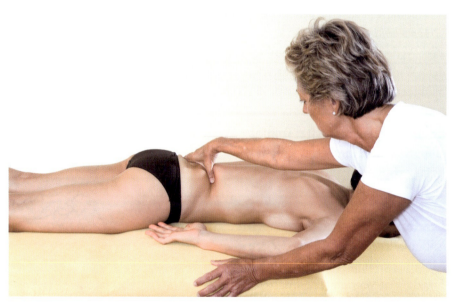

Abb. 3.5b

Ventral neben der Spina iliaca anterior superior ansetzend entlang der Crista iliaca mit Druck gegen das Periost bis zum 5. Lendenwirbel *(Abb. 3.5b)*.
Am Processus transversus des 3. Lendenwirbels: beidhändiger Gabelgriff.
Von weit lateral nach medial zum Processus transversus des 3. Lendenwirbels (M. quadratus lumborum).

> *Kleiner Fächer*

Übergang 12. Brustwirbel und 1. Lendenwirbel: mit anschwellender Druckverschiebung quer zum Faserverlauf des M. erector spinae in Richtung 12. Brustwirbel und 1. Lendenwirbel *(Abb. 3.6a–b)*.

Übergang 5. Lendenwirbel und Sakrum: mit anschwellender Druckverschiebung quer zum Faserverlauf des M. erector spinae in Richtung 5. Lendenwirbel und Sakrum.

Processus transversus des 3. Lendenwirbel: Druckverschiebung weit von lateral parallel um Rippenbogen in Richtung Processus transversus vom 3. Lendenwirbel.

Variation: mit beidhändigem Gabelgriff Processus transversus des 3. Lendenwirbels von ventral mit den Daumen anhaken.

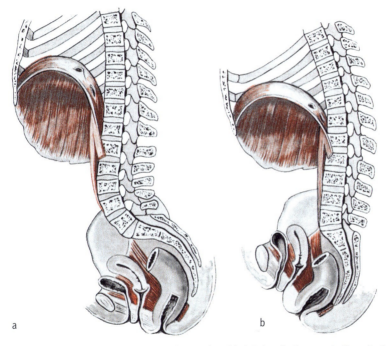

a   b

Abb. 3.6a–b Die lordotische Krümmung der Lendenwirbelsäule mit dem muskulären Hartspann, vor allem der M. erector trunci, wirkt sich atemmechanisch für den ganzen Beckenboden, die Beckenorgane und Leiste ungünstig aus. Die Lendenwirbelsäule ragt zu sehr in den Bauchraum hinein und drängt die Organe nach ventral-kaudal Das Gefäßsystem wird auch aus seiner normalen Lage verdrängt Die Atembewegung kann sich nur bei möglichst gerader Lendenwirbelsäule gleichmäßig auf Beckenboden, Beckenorgane und Bauchdecke verteilen Dies zieht einen mechanisch und reflektorisch entspannten, gelösten Zustand nach sich, der sich in vertieften kostoabdominalen Atembewegungen äußert!

Lagebeziehung zwischen Zwerchfell und weiblichen Kleinbeckenorganen (nach Schmitt):

a Bei starkem Hohlkreuz.

b Bei rundem Kreuz.

Ziele:

▷ Verbesserung der Zwerchfellaktivität
▷ Vertiefung der abdominalen Atembewegung
▷ Verbindung der abdominalen mit der sternokostalen Atembewegung.

Beckenbehandlung

Der Behandler steht am Kopfende des Patienten:

➤ *Druckverschiebung auf dem Sakrum*
Druckverschiebung mit beiden Händen auf dem Sakrum nach kaudal. Verlagern des Beginns der Druckverschiebung nach kranial, paravertebral auf das Ursprungsgebiet des M. erector spinae. Zum Schluss wird nach mehrmaliger Wiederholung über den Trochanter major nach lateral ausgestrichen.

Der Behandler steht seitlich:

➤ *Druckverschiebung auf dem Sakrum von lateral nach medial und umgekehrt auf den Ursprüngen der Glutealmuskulatur.*
Beachte: Headsche Zone des Urogenitaltraktes.

Griffe im Bereich des Taillendreiecks

Der Behandler steht seitlich an der Bank oder kniet auf der Bank, über dem Patienten:

Mit drei speziellen Griffen, d.h. einer Kombination von Abzieh- und Zirkelungsgriffen wird die gesamte laterale Bauchwand gelockert.

➤ *In Höhe des 3. Lendenwirbels wird bilateral von lateral tief nach medial gegriffen.*
Die Fingerspitzen liegen an der lateralen Rektusscheide, die Daumen am M. quadratus lumborum. Mit dem Abziehgriff kann mehrmals nach lateral abgezogen werden. Ein verstärkter Reiz kann gesetzt werden durch Zirkelungen mit den Fingerspitzen im Bereich der Mm. obliqui abdomini und des M. transversus abdominis.

➤ *Am Thoraxrand:*
Bilateral unterhalb des Thoraxrandes soweit wie möglich von medial nach lateral greifen *(Abb. 3.7).*
Mit dem Abziehgriff den M. obliquus externus nach lateral ziehen, um die Atembewegung des Diaphragmas zu verbessern. Als Reizverstärkung kann bilateral am

ventralen kaudalen Thoraxrand gezirkelt werden.

> *Medial der Spinae iliacae
  anteriores superiores:*
Mit bilateralem Abziehgriff nach
lateral abziehen.

**Der Behandler steht am
Kopfende:**

> *Atemreizgriff am Ursprung des
  M. obliquus abdominis internus/
  medial vom Os ilium:*
Die Hände des Behandlers liegen
mit dem Handrücken auf der Bank
und werden unter den Bauch des
Patienten geschoben. Dosiertes Zirkeln mit den Mittelfingerkuppen
gegen das Periost der medialen Ränder der Spinae iliacae anteriores
superiores. Dies ist einer der wichtigsten Reizgriffe für die abdominale Atembewegung *(Abb. 3.8).*

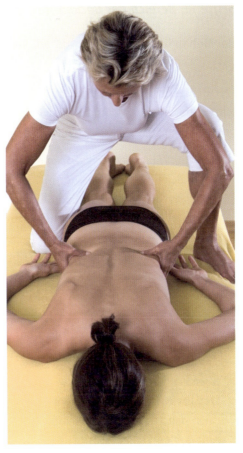

Abb. 3.7

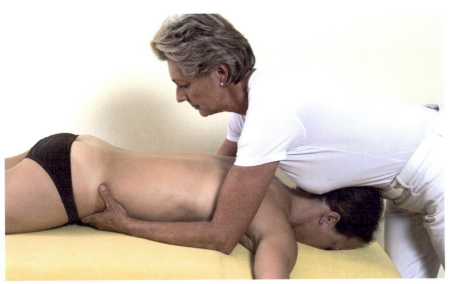

Abb. 3.8

Griffe im Bereich der Becken-Hüft-Region

Der Behandler steht oder sitzt an der linken Seite des Patienten:

➤ *Druckverschiebungen auf der Spina iliaca posterior superior:*
Der Behandler arbeitet dosiert mit den Mittelknöcheln der lockeren Faust von schräg kranial nach kaudal auf der Spina iliaca posterior superior (Lumbagopunkt).

➤ *Lösungsgriffe im Bereich der Sakrumkante:*
  • Auf der Iliosakralfuge wird mit Daumen oder Knöcheln bis zur Gesäßfalte hin gearbeitet. Periostbehandlung!
  • Auf der Sakrumkante wird mit Daumen oder Knöcheln bis hin zur Gesäßfalte gearbeitet.
    Beachte: Auf den letzten drei Zentimetern befindet sich die Austrittsstelle des N. ischiadicus!
  • Entlang der Sakrumkante wird in kleinen Schüben mit den Fingerkuppen oder Daumen das ganze Ursprungsgebiet des M. glutaeus maximus gelöst.
Variation: Mit der lockeren Faust vom höchsten Punkt (Lumbagopunkt) der Crista iliaca über Iliosakralfuge und Sakrumkante bis zur Gesäßfalte lösen.

➤ *Lösen des gesamten M. glutaeus maximus*
  Der Patient beugt das Knie seitlich an. Mit beiden Daumen oder lockerer Faust den M. glutaeus maximus quer zum Faserverlauf lösen bis zum Übergang in den Tractus iliotibialis.

➤ *Lösen des M. piriformis*
  Gelöst wird das Ursprungsgebiet am Os sacrum quer zum Faserverlauf mit den Fingerkuppen oder Knöcheln.

Behandler steht auf der gegenüberliegenden Seite:

Im Faserverlauf sowie quer zum Faserverlauf wird die Sehne des M. piriformis am Ansatz des Trochanter major mit den Fingerkuppen gelöst *(Abb. 3.9)*.

Behandler steht auf der gleichen Seite:

Querdehnung des Muskelbauches mit beiden Daumen.
Dies sind wirksame Griffe bei Ischialgien und pseudoradikulärer Symptomatik.

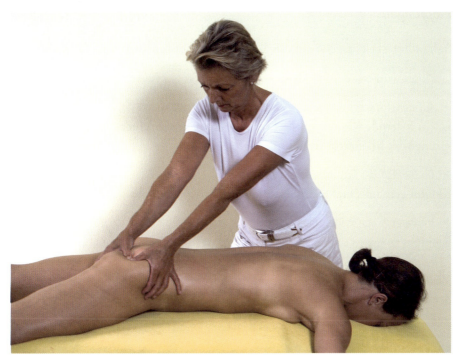

Abb. 3.9

Drei bilaterale Ausstreichungen auf dem Becken

Patient liegt mit gestreckten Beinen, Behandler kniet auf der Bank:

➤ *Auf den Cristae iliacae:*
Gearbeitet wird mit den lockeren Fäusten von medial nach lateral auf der Crista iliaca. Bearbeitet werden die Ansätze der Mm. obliqui externi abdominis und die Ursprünge der Mm. glutaei medii an der Außenfläche des Os ilium.

➤ *Unterhalb der Cristae iliacae:*
Mit den lockeren Fäusten von medial nach lateral über die Mm. glutaei lösend arbeiten.

➤ *In Höhe der Analfalte:*
Mit den lockeren Fäusten von medial nach lateral über die Mm. glutaei ziehen. Abschließend um die Trochanter zirkeln. (M. glutaeus medius und M. glutaeus minimus). In diesem Bereich befinden sich die Reflexzonen des Darms.

Klopfungen

Behandler steht an der linken Seite des Patienten:

Geklopft wird mit der Handaußenkante der lockeren Faust aus dem Handgelenk.

➤ *Auf der Mitte des Sakrums:*
Leicht federnde Klopfungen, schräg von kranial nach kaudal gezielt auf die Ursprünge des M. erector trunci zu *(Abb. 3.10)*.

➤ *Im Bereich der Sakrumspitze:*
Klopfungen links und rechts etwas oberhalb der Gesäßfalte genau auf der Kante.

➤ *Im Bereich der Spina iliaca posterior superior:*
Klopfungen gegen das Periost der Spina iliaca posterior superior.

Ziele: Die Behandlung der gesamten Becken-/Hüftregion dient der Verbesserung der kosto-abdominalen Atembewegung und der Schmerzreduktion bei Ischialgie und Lumbalgie.

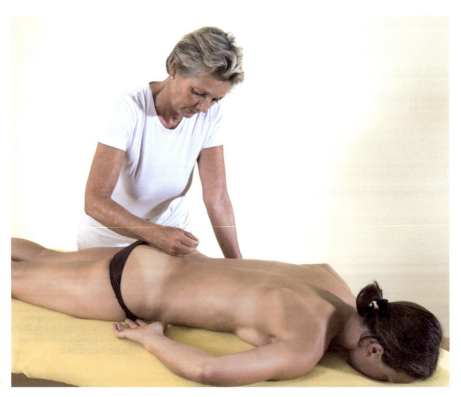

Abb. 3.10

Griffe im Bereich der Oberschenkel und Unterschenkel

Der Patient beugt das Bein leicht zur Seite an, der Behandler sitzt an der linken Seite des Patienten:

➤ *Lösen des Tractus iliotibialis (Abb. 3.11)*
Mit dem Daumen oder Fingerkuppen vom Fibulaköpfchen entlang der dorsalen/ lateralen Kante der Fascia lata um den Trochanter major streichen. Ebenso wird an der ventralen/medialen Kante um den Trochanter major gearbeitet. Anschließend mit beiden Daumen oder den Knöcheln die Sehnenplatte der Fascia lata lösen. Die Reaktion des Patienten (Zwerchfellbewegung) bestimmt die Stärke der Griffe.

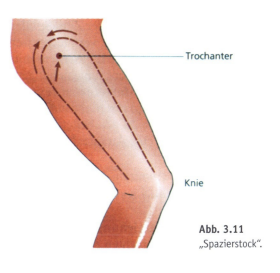

Abb. 3.11
„Spazierstock".

Bei gynäkologischen Beschwerden (u.a. Adnexitis) die Oberschenkelbehandlung nicht vergessen!
Beachte: Gallenblasenmeridian.

➤ *Spezialgriff für die Coxarthrose*
Gearbeitet wird ein- oder beidhändig mit dem Gabelgriff. Der Daumen liegt auf den Ursprungsgebieten des M. sartorius, M. rectus femoris und des M. tensor

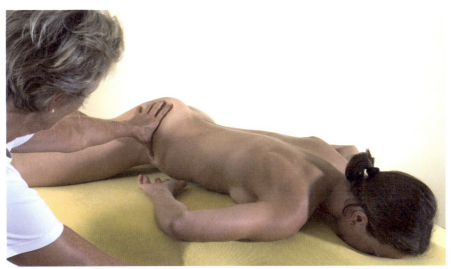

Abb. 3.12

fascia lata. Die Finger liegen locker auf dem M. glutaeus maximus. Mit elastischem Handgelenk werden die Ursprungsgebiete quer zum Faserverlauf gelöst. Gearbeitet wird mit gleich bleibendem Druck von lateral nach ventral und umgekehrt *(Abb. 3.12)*.

Behandler steht am Fußende:

▶ *Einleitende Streichung:*
Bilateral von den Fersen zu den Tubera ischiadicae mit den Daumen oder lockeren Fäusten streichen.

Behandler steht an der linken Seite des Patienten:

▶ *Lösungsgriff am Oberschenkel:*
Mit den Knöcheln wird bimanuell oder bilateral von kaudal nach kranial die ischiokrurale Muskulatur gelöst.
Variationen: Anhaken der Tubera ischiadicae, Zirkelungen um beide Trochanter majores.

Patient liegt mit gestreckten Beinen, Behandler steht am Fußende:

▶ *Lösungsgriff am M. gastrocnemius:*
Mit einem oder beiden Daumen von kaudal nach kranial den Muskel lösen. Als Abschluss wird unterhalb des Fibulaköpfchens schräg zur Faserrichtung nach lateral gearbeitet.
Achtung: Vorsicht bei Varizen.

▶ *Lösungsgriff an der Achillessehne (Muchasche Atemzone):*
Mit Daumen oder Knöcheln wird von kaudal nach kranial, vor allem am Übergang der Achillessehne zum M. soleus und M. gastrocnemius mit ansteigend dosierten Reizsetzungen gelöst.
Wirkung: Vertiefung der kosto-abdominalen Atmung.
Besonders geeignet für die Asthmabehandlung.
Ziel: Schmerzreduktion und Gelenksfunktionsverbesserungen bei degenerativen Veränderungen (Cox-/Gonarthrose, Meniskopathien).

Griffe im Bereich des Thorax

Behandler steht oder sitzt auf der linken Seite des Patienten:

➤ *Unterer Thorax*
Am Übergang vom 12. Brustwirbel und 1. Lendenwirbel wird im Faserverlauf des M. erector spinae von kaudal nach kranial mit den Fingerkuppen oder lockerer Faust gegen das Periost gearbeitet.

Der Behandler steht seitlich oder kniet auf der Bank:

➤ *Unterer Thorax*
Beginnend in Höhe des 12. Brustwirbels wird bimanuell mit den Knöcheln der lockeren Fäuste das Periost des unteren Thoraxrandes von medial nach lateral mit Druckverschiebungen und Zirkelungen bearbeitet *(Abb. 3.13)*.
Steigerung: Klopfung periostbezogen gegen den unteren Thoraxrand, Klopfung in einzelnen Interkostalräumen.
Ziel: Durch Lösen der Prädilektionsstellen wird eine kosto-abdominale Atembewegung verstärkt.

Reizgriffe am Thorax

Patient hat die Oberarme 90 Grad abduziert, Behandler steht an Kopfende:

➤ *Lateraler Thorax*
Wir setzen bilateral die Knöchel unter den Achseln ein und ziehen über die gesamte laterale Thoraxwand mit gezieltem Druck nach ventral bis zur Thoraxapertur und können dort noch einen Reiz setzen.

➤ *In Höhe 10.–12. Rippe*
Zirkelung mit den Fingerkuppen oder Knöcheln auf 10.–12. Rippe (M. obliquus abdominis externus, M. latissimus dorsi).

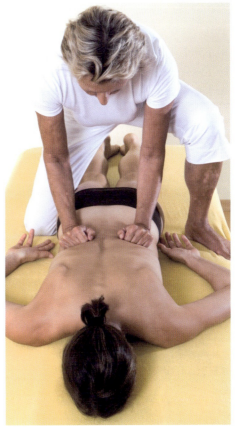

Abb. 3.13

➤ *In Höhe 6.–8. Rippe*

Zirkelung mit den Fingerkuppen oder Knöcheln auf M. serratus anterior unterhalb des Angulus inferior der Skapula.

➤ *In Höhe 3.–4. Rippe*

Zirkelung mit den Fingerkuppen oder Knöcheln auf M. latissimus dorsi und M. teres major.

➤ *Ventraler Thorax:*

Zirkelungen mit den Fingerkuppen oder Knöcheln ventral auf der 8.–10. Rippe. (M. rectus abdominus, *Abb. 3.14*).

Steigerung: Zirkelung mit den Knöcheln.

Beachte

Diese Reizgriffe werden nicht wiederholt, sondern nur einmal ausgiebig angewendet.

Ziele:

▷ Forcierung der Atembewegung
▷ Erweiterung der Interkostalräume
▷ Sekretmobilisation durch stärkere Bronchialkaliberschwankungen.

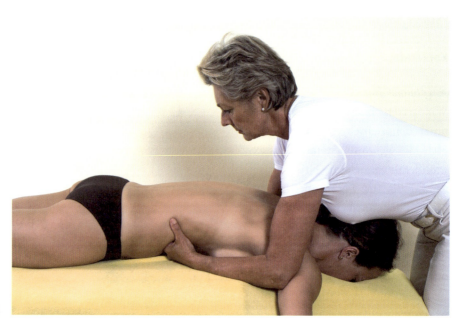

Abb. 3.14

Griffe im Bereich der beiden Skapula und Oberarme

Es ist zu beachten, dass sich hier das Gebiet der Maximalpunkte der Head-Zonen der Lunge befindet und linksseitig die Maximalpunkte der Head-Zone des Herzens.

Behandler steht auf der Gegenseite der zu behandelnden Seite:

➤ *Medialer Skapularand*
Gezielte Druckverschiebungen am medialen Rand der Skapula, vor allem im Ansatzgebiet der Mm. rhomboidei bis zum Angulus inferior *(Abb. 3.15, 3.16).*

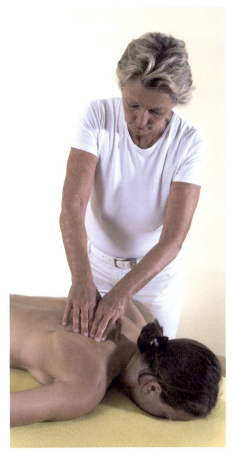

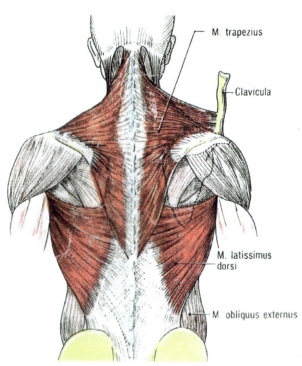

M. trapezius

Clavicula

M. latissimus dorsi

M. obliquus externus

Abb. 3.15

Abb. 3.16 Rückenmusⅼulatur.

Der Behandler steht schräg am Kopfende:

➤ *Am Angulus superior*
Mit dem Daumen wird quer zum Faserverlauf des M. levator scapulae der Angulus superior umrundet.
Beachte: Herzmaximalzone links.

➤ *Auf dem M. trapezius (Pars descendens)*
Mit dem Daumen wird vom 7. Halswirbel bis zum Akromion gearbeitet. Es kann auch ein Reiz gegen das Periost des Akromioklavikulargelenk gesetzt werden.
Zur Steigerung kann mit den Knöcheln gearbeitet werden.
Variante: Als bimanuellen Abziehgriff vom Kopfende den M. trapezius descendens quer fassen und mehrmals nach kranial abziehen *(Abb. 3.17)*.

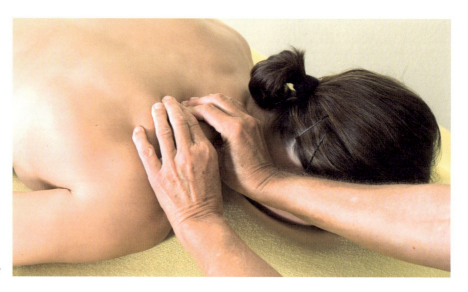

Abb. 3.17

Arm des Patienten liegt in Elevation, Behandler steht auf der zu behandelnden Seite:

➤ *Angulus inferior*
Mit dem Daumen quer zum Faserverlauf des M. latissimus dorsi und M. teres minor wird der Angulus inferior umrundet.

➤ *Lateraler Skapularand*
Nach dem Umrunden des Angulus inferior, wird mit dem Daumen gegen den lateralen Skapularand über die Schultergelenkkapsel und den M. triceps brachii

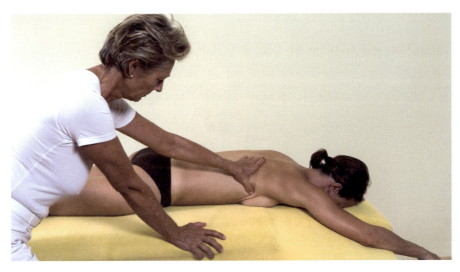

Abb. 3.18

bis zum Epicondylus humeri gearbeitet. Hierbei können Bereiche des M. latissimus dorsi und des M. teres major intensiv gelöst werden.
Beachte: linkseitig Herzpunkt der RAT *(Abb. 3.18).*

Patient abduziert den Oberarm 90 Grad, Behandler sitzt oder steht:

➤ *Abziehgriff am lateralen Skapularand*
Bei diesem Griff liegt der Daumen unter dem lateralen Rand und die Finger auf der Skapula. Jetzt greift man tief unter den Rand, aber nicht in die Achselhöhle kommen und zieht nach lateral ab *(Abb. 3.19).*

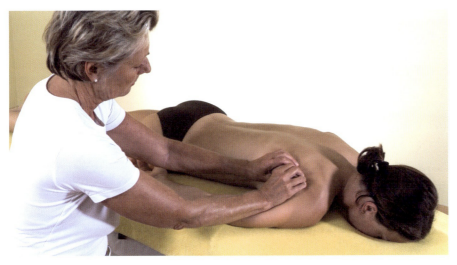

Abb. 3.19

Bilaterale Griffe an der Skapula

Patient hat die Arme bis 90 Grad abduziert, Behandler steht am Kopfende:

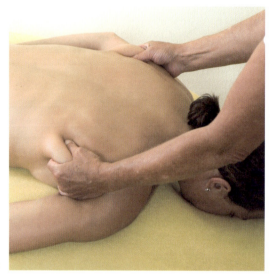

Abb. 3.20

➤ *Abziehgriff der lateralen Skapularänder*

Es werden mit dem Gabelgriff bilateral die lateralen Skapularänder gelöst. Die Daumen sind oben die Finger greifen unter die Skapularänder und ziehen nach lateral den M. latissimus dorsi und M. teres major ab.

Vorsicht: Mit den Fingern nicht in die Achselhöhle greifen (*Abb. 3.20*).

➤ *Druckverschiebung auf den Mm. rhomboidei.*

Patient hat die Arme leicht abduziert neben dem Körper liegen, Behandler steht am Kopfende. Bilateral mit den Fingerkuppen oder der lockeren Faust von kranial nach kaudal die Mm. rhomboidei und Anteile des M. erector trunci lösen.

Beachte: Lungenmaximalzone. Durch den Druck in die Exspiration wird eine verlängerte Atemreaktion in Gang gesetzt (*Abb. 3.21*).

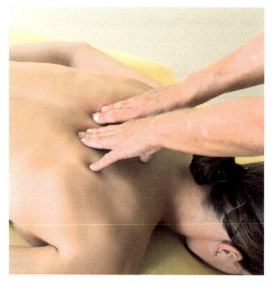

Abb. 3.21

➤ *Lösungsgriff auf den Mm. trapezii (Stiehler!)*

Bilateral mit abduziertem Daumen am 7. Processus transversus beginnend wird mit locker rotierenden Handgelenken auf den Mm. trapezii pars descendens bis zum Akromion gearbeitet.

Variante: Der Griff kann lösend beginnen und in der Intensität gesteigert werden.

Bimanuelle Griffe an der Skapula

Behandler steht auf der gegenüberliegenden Seite der zu behandelnden Skapula:

➤ *Ausstreichung der Skapula*
Die Hände umfassen mit dem Gabelgriff bimanuell den Angulus superior und den Angulus inferior. Die Daumen liegen am medialen Skapularand und zeigen zueinander. Mit beiden Daumen quer zum Faserverlauf des M. infraspinatus über die dorsale Gelenkkapsel bis zum dorsalen Rand des M. deltoideus streichen.

➤ *Abziehgriff der Skapula*
Die Hände umfassen mit dem Gabelgriff bimanuell den Angulus superior und den Angulus inferior. Die Daumen liegen am medialen Skapularand und zeigen zueinander. Die Skapula wird herangezogen und nach kaudal und kranial abgezogen (Abb. 3.22).

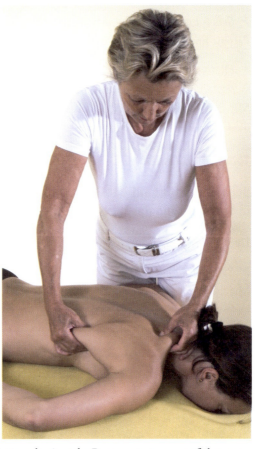

Abb. 3.22

Variation: Bei gelöster Skapula können kreisende Bewegungen ausgeführt werden.
An der linken Seite hat dieser Griff eine entspannende Wirkung bei funktionellen Herz-Kreislauf-Beschwerden.
Ziele:
▷ Reduzierung der Infektanfälligkeit
▷ Steigerung der Immunabwehr
▷ durch die Behandlung der Headschen Zonen von Lunge und Bronchien in Höhe Brustwirbel 4–7 erfolgt Blutdruckregulation und Regulation der Herzfrequenz (Arrhythmien) durch die Behandlung der Herzmaximalzonen in Höhe Brustwirbel 2/3 und 7/8.

Griffe im Bereich der Oberarme

➤ *Lösungsgriff der hinteren Gelenkkapsel*

Bilateral wird mit den Daumen an der Spina scapulae beginnend die hintere Gelenkkapsel gelöst, anschließend über die Oberarme ausstreichen (M. triceps brachii).

➤ *Gabel- und Rollgriff auf dem M. triceps brachii*

Patient hat die Arme bis 90 Grad abduziert.

➤ *Bilateraler Gabelgriff um die Oberarmmuskeln am hinteren Rand der Mm. deltoidei posteriores und Mm. triceps brachii*

Mit den Handballen der Kleinfingerseite werden walkende Bewegungen gegen die Oberarmknochen Richtung Olecranon ausgeführt.

Thoraxmobilisation

Behandler kniet auf der Bank, Patient liegt in Bauchlage, sein Kopf liegt in Verlängerung der Wirbelsäule:

Der Patient atmet durch die Nase ein und durch den offenen Mund aus.

➤ *Bilaterales Auflegen der Kleinfingerkante paravertebral in Höhe Brustwirbelkörper 10.* Mit beginnender Exspiration wird die Wirbelsäule von kaudal nach kranial locker durchgefedert. Die oberen Segmente können besser mobilisiert werden von kranial nach kaudal *(Abb. 3.23)*.

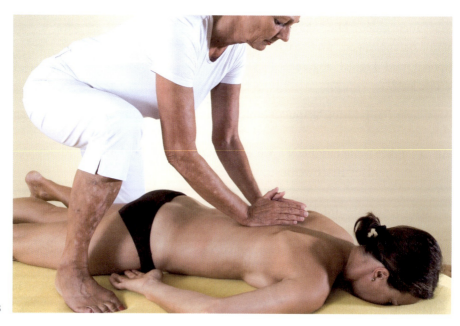

Abb. 3.23

Griffe im Bereich der Halswirbelsäule

Am Nacken wird immer sehr langsam und dosiert gearbeitet.

Patient liegt in Bauchlage, Behandler sitzt am Kopfende auf der zu behandelnden Seite:

➤ *Doppelter Abzieh- und Lösungsgriff*

Mit dem Gabelgriff beider Hände, d.h. mit den Daumen ventral und den Fingern dorsal aufgesetzt, wird die Pars descendens des M. trapezius quer zum Faserverlauf und quer zum Ansatzareal des M. levator scapulae abgezogen. Anschließend mit beiden Daumen druckverschiebend in Richtung auf die ersten zwei Brustwirbel und den 7. Halswirbel lösen.
Die Kombination beider Griffe ist möglich.

➤ *Lösungsgriffe am Nacken*

Beide Hände liegen quer auf dem Nacken und greifen in einem langsamen gleichmäßigen Rhythmus abwechselnd weich von ventral nach dorsal abziehend die Nackenmuskulatur über das Ligamentum nuchae abgleitend. Anschließend greifen beide Hände eine Hautfalte über die Processus spinosi, ziehen ab und halten.

Der Behandler steht auf der zu behandelnden Seite mit Blickrichtung zum Kopf des Patienten:

➤ *Der Behandler umgreift den Nacken des Patienten mit einer Hand.*

Vom 7. Halswirbel bis zum Os occiput mit dem Daumen vom Processus transversus zum Processus spinosus zirkelnd lösen.

➤ *Lösen am Okziput*

Beginnend am Processus mastoideus wird mit dem Daumen oder mit dem Mittelfinger entlang des Okziput nach medial gezirkelt *(Abb. 3.24)*.

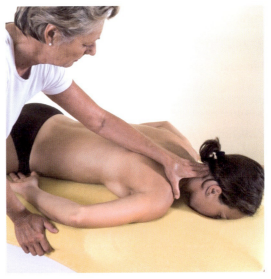

Abb. 3.24

Der Behandler sitzt oder steht am Kopfende:

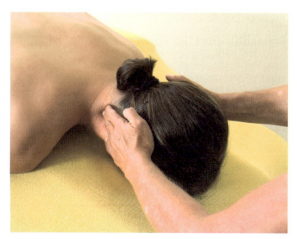

Abb. 3.25

➤ *Lösen im Bereich der Processus transversi*
Bilaterale Zirkelungen mit den Fingerkuppen auf dem Periost der Processus transversi, beginnend in Höhe des 7. Processus transversus. Die Bewegungsrichtung ist kranial kaudal *(Abb. 3.25).*
Beachte: Arteria carotis communis.

Der Behandler steht seitlich an der Bank mit Blick zu den Füßen des Patienten:

➤ *Drehgriff*
Eine Hand umfasst den Nacken, der Daumen und die Finger liegen auf den Processus transversi des 7. Halswirbels. Dort wird eine drehende Bewegung mit dem Handgelenk ausgeführt.
Variante: Es kann von kaudal nach kranial gearbeitet werden und umgekehrt.

Behandler sitzt oder steht am Kopfende:

➤ *Ableitende Streichungen*
Bilateral beginnend am Os occipitale mit den Knöcheln der lockeren Faust über die Processus transversi bis Mitte Oberarm wiederholt ausstreichen.

➤ *Lösen der Kopfhaut*
Zirkelungen mit den Knöcheln oder Fingerkuppen auf der gesamten Kopfhaut
Ziele:
▷ Schmerzreduktion z.B. bei Migräne und Spannungskopfschmerzen
▷ Durchblutungsförderung
▷ Entspannung und Minderung von Angst bei psychischer Überbelastung
▷ Verminderung der Irritation des N. phrenicus (Austrittsstellen C3/C4).

3.3.2 Behandlung in Seitlage

Der Behandler steht hinter dem Patienten, Patient liegt zuerst auf der linken Seite:

➤ *Bimanueller Flankenabziehgriff*

Mit dem Gabelgriff (Daumen dorsal, Finger ventral) werden die Mm. obliquii und der M. transversus abdominis nach ventral lateral abgezogen. Angefangen wird am Ende der Exspiration. Während der Inspiration wird der Zug gehalten und anschließend langsam gelöst. Dieser Dehnungsreiz wird mehrmals wiederholt *(Abb. 3.26)*.

➤ *Lösungsgriff oberhalb der Crista iliaca*

Die rechte Seite wird mit der linken Hand bearbeitet und umgekehrt. Mit den Fingerkuppen an der Wirbelsäule ansetzend (L5/S1) wird periostbezogen entlang der Crista iliaca in Richtung Leistenbeuge gelöst. Dabei wird im Ursprungsgebiet des M. obliquus abdominis internus gearbeitet.

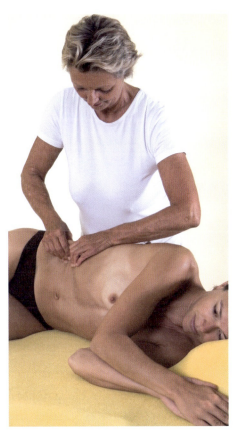

Abb. 3.26

➤ *Lösungsgriff am Thoraxrand*

Mit den Fingerkuppen der rechten Hand in Höhe 1. Lendenwirbel/12. Brustwirbel wird entlang des Thoraxrandes bis zum epigastrischen Winkel gelöst. Dabei wird im Gebiet des M. obliquus abdominis externus gearbeitet. Auf dem Periost bleiben.

➤ *Lösen der lateralen Thoraxwand*

Mit den Fingerkuppen oder Knöcheln wird der laterale Thorax durchgearbeitet. Wir beginnen dorsal an der Wirbelsäule am Rippenbogen und ziehen nach ventral auf dem Periost der Rippen bis zum Sternum. Es wird von der Wirbelsäule aus in kleineren oder größeren Schüben nach ventral gearbeitet bis zum Angulus inferior scapulae. Es wird auch in den Interkostalräumen gearbeitet,

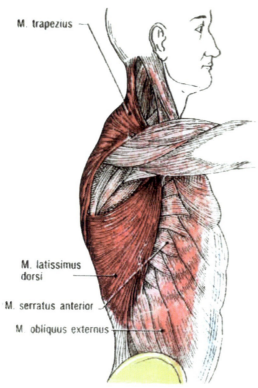

M. trapezius

M. latissimus dorsi

M. serratus anterior

M. obliquus externus

Abb. 3.27

> *Lösungsgriff des M. serratus anterior*

Patient legt den oberen Arm in Elevation. Schräg von kaudal nach kranial werden die Ursprungszacken des M. serratus anterior und M. obliquus externus abdominus mit den Daumen oder Knöcheln bearbeitet.

Variante: Behandler steht am Kopfende. Schräg von kranial nach kaudal mit den Daumen oder Knöcheln die Ursprungsgebiete bearbeiten *(Abb. 3.27).*

Behandler steht am Kopfende und hält den Arm des Patienten in Elevation:

> *Spezialgriff für Lungenzone*

Der Therapeut arbeitet in Höhe der Mamille unterhalb der Achselhöhe im oberen Anteil des M. serratus anterior. Diesen Abschnitt mit sanften Zirkelungen des Daumens lösen.

Behandler steht hinter dem Patienten:

> *Lösen des lateralen Skapularandes*

Zirkeln mit dem linken Daumen um den Angulus inferior. Lateral auf der 8. Rippe beginnend mit dosiertem Druck des linken Daumens oder Knöchels entlang des lateralen Skapularandes (M. latissimus dorsi und Mm. teres major/minor) arbeiten. Weiterführend wird über die Gelenkkapsel bis Mitte Oberarm (M. triceps brachii) gelöst. Bei sehr versteifter Schulter können wir den bimanuellen Schultergriff dazu nehmen, um die Skapula rotierend zu lösen.

Dehnungsgriffe

Die Dehnungen werden zwischendurch und zum Schluss ausgeführt.

a) Eine Hand liegt auf dem Os ilium, die andere auf dem Thorax. Bimanuelles Dehnen des Flankenbereiches.
   Variation: Kreuzgriff.

Behandler steht am Kopfende, Patient legt den Arm nach oben:

b) Bei der Inspiration den Oberarm mit leichtem Zug fassen. Bei Beginn der Exspiration mit dem Daumen am lateralen Skapularand mit dosiertem Druck auf dem Thorax bis zur Crista iliaca streichen.
   Als besondere Reizsetzung kann der Griff bis zur Spina iliaca anterior superior zum Lösen des Ursprungs des M. obliquus internus weitergeführt werden.

Behandler steht in Beckenhöhe:

c) Bei der Inspiration mit Kleinfingerkante oder Unterarm an der Crista iliaca einhaken. Bei Beginn der Inspiration mit dem Daumen entlang des lateralen Thorax über den lateralen Skapularand bis in den Oberarm streichen.
   Variation: Verbinden von Griff b und c in einer fließenden Bewegung *(Abb. 3.28).*

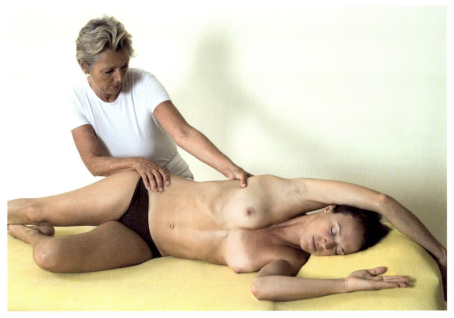

Abb. 3.28

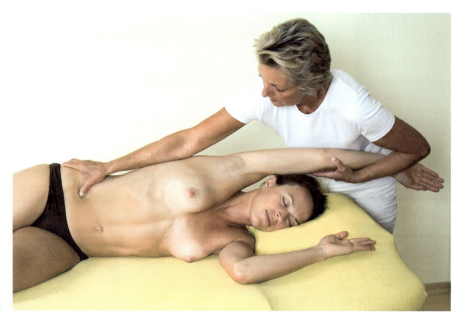

Abb. 3.29

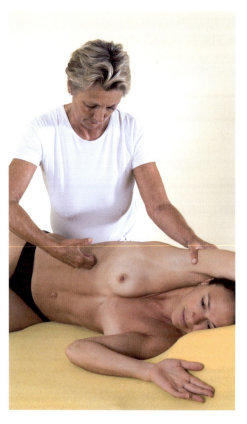

Abb. 3.30

d) Bei der Inspiration den Oberarm mit leichtem Zug fassen. Zur Verstärkung kann der Patient das oben liegende Bein in Verlängerung hinausschieben. Bei Beginn der Exspiration mit dem Daumen am lateralen Skapularand mit dosiertem Druck auf dem Thorax bis zur Crista iliaca streichen *(Abb. 3.29)*.

Reizgriff

➤ *Klopfungen im Bereich der unteren Rippen*

Mit gebeugtem mittleren Knöchel des Zeigefingers wird von ventral nach lateral gegen das Periost der 10. Rippe geklopft. Die Klopfungen können am lateralen Thorax bis in Höhe des Angulus inferior scapulae weitergeführt werden *(Abb. 3.30)*.

Ziele:
▷ Vertiefung der kosto-lateralen Atembewegung
▷ Sekretmobilisation und Sekrettransport
▷ Verbesserung der Schultergelenksfunktionen.

3.3.3 Behandlung in Rückenlage

Griffe im Bereich des Thorax

Behandler sitzt oder steht am Kopfende, Patient in Rückenlage, Kopf und Knie werden unterlagert:

➤ *Ausgleichsgriff*
Die Handflächen liegen paravertebral in Höhe der Scapulae. Mit dosiertem Druck ziehen die Fingerkuppen über die Mm. erector spinae und Mm. trapezii (Pars descendens) und haken sich mit leichtem Zug am Os occiput ein.

Behandler steht am Kopfende:

➤ *Bilaterales Abziehen des M. trapezius pars descendens*
Gabelgriff am M. trapezius, Finger liegen dorsal, Daumen ventral, der Muskel wird nach kranial abgezogen.
Einleitende Streichung: Mit Beginn der Exspiration, bimanuell mit den Daumen oder Fingerkuppen vom Sternum über die gesamten unteren Rippenabschnitte nach lateral ausstreichen. Dann wird langsam mit beiden Händen, ohne Druck an den Körperseiten, nach kranial die Streichung beendet.
Variation: Mit den Daumen oder Fingerkuppen am Periost des Thoraxrandes nach lateral ausstreichen (diagnostischer Strich).

Behandler steht in Beckenhöhe:

➤ *Rautengriff*
Beginnend am epigastrischen Winkel mit den Daumen nach lateral ausstreichen. Die Finger gleiten dabei nach dorsal. Von dort ziehen die Fingerkuppen entlang der Crista iliaca bis zur Symphyse. Mehrmals wiederholen *(Abb. 3.31)*.

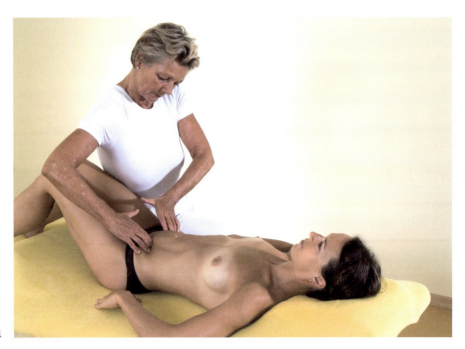

Abb. 3.31

➤ *Lösungsgriff an den Schultergelenken und Oberarmen*
Bilateral werden die Schultergelenke umfasst. Die Daumen liegen auf der Ventralseite. Mit Daumenzirkelungen werden halbkreisförmig drei Prädilektionspunkte gezielt behandelt:

a) oberhalb des Processus coracoideus über den Ursprung des M. biceps brachii nach lateral

b) in Höhe des Processus coracoideus über den Ansatz des M. pectoralis major und den Muskelbauch des M. deltoideus nach lateral

c) unterhalb des Processus coracoideus über den Sulcus bicipitalis und die Tuberositas deltoidea (Ansatz des M. deltoideus) nach lateral.

➤ *Lösungsgriff des M. pectoralis major*
Patient mit leicht abduzierten Armen in Innenrotation. Bilaterale Druckverschiebungen mit den Knöcheln von medial nach lateral quer zum Faserverlauf *(Abb. 3.32)*.

➤ *Abziehgriff des M. pectoralis major*
Der Pektoralisrand wird bilateral umfasst, die Finger stützen sich lateral am Thorax ab. Mit beiden Daumen wird der Muskel schräg nach lateral abgezogen.
Steigerung: Der Behandler kann von der Seite bimanuell den M. pectoralis major abziehen (Daumen dorsal, Finger ventral).

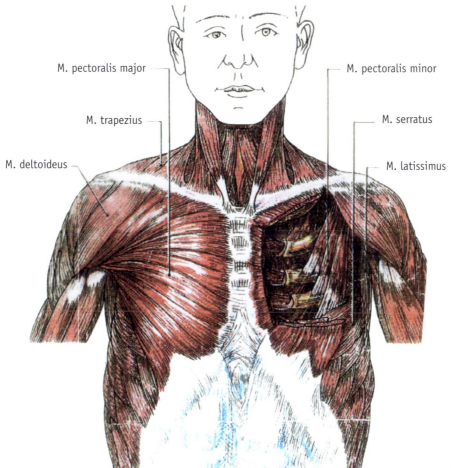

M. pectoralis major

M. trapezius

M. deltoideus

M. pectoralis minor

M. serratus

M. latissimus

Abb. 3.32

Behandler steht auf der nicht zu behandelnden Seite:

➤ *Druckverschiebung im Bereich des Sternums*
a) Druckverschiebung mit den Fingerkuppen auf dem gesamten Sternum
b) Druckverschiebung mit den Fingerkuppen im Bereich des Ursprungsgebietes des M. pectoralis major und in den Interkostalräumen *(Abb. 3.33)*.

➤ *Lösungsgriff des M. pectoralis major (Pars sternocostalis und Pars clavicularis)*
Druckverschiebung mit den Fingerkuppen beginnend am Sternum unterhalb der Klavikula bis zum Akromion.
Beachte: Bronchitisakupunkturpunkte *(Abb. 3.34)*.

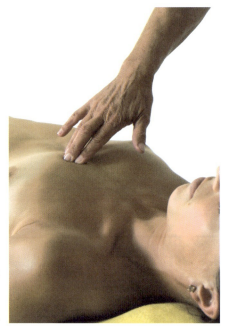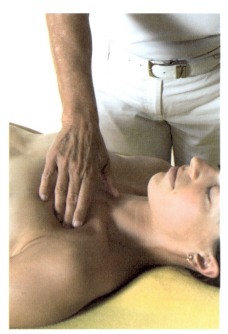

➤ *Lösungsgriff des M. pectoralis minor*
a) Druckverschiebung mit den Fingerkuppen quer zum Faserverlauf
b) Druckverschiebung mit den Fingerkuppen im Faserverlauf *(Abb. 3.35)*.

➤ *Druckverschiebung im Bereich der unteren Rippen*
a) Mit den Fingerkuppen oder der lockeren Faust wird in dem Ursprungsgebiet des M. rectus abdominis und M. pectoralis major (Pars abdominalis) in kleinen Schüben nach lateral gearbeitet.
b) Mit den Fingerkuppen oder der Kleinfingerkante wird unterhalb des Processus xiphoideus am Periost der unteren Rippe nach lateral gearbeitet. (Ursprungsgebiet M. rectus abdominis, M. obliquus abdominis externus und M. transversus abdominis.)
Bei den Griffen arbeiten wir in den Reflexzonengebieten:
rechts: von Leber und Gallenblase auf dem Rippenbogen, links: von Magen unterhalb des Rippenbogens *(Abb. 5.36)*.

➤ *Klopfung*
Auf dem Sternum mit den Fingerkuppen oder mit dem mittleren Knöchel des gebeugten Zeigefingers *(Abb. 3.37)*.

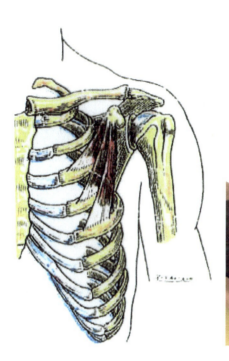

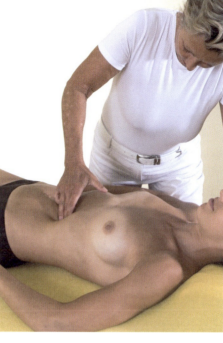

links:
Abb. 3.35

rechts:
Abb. 3.36

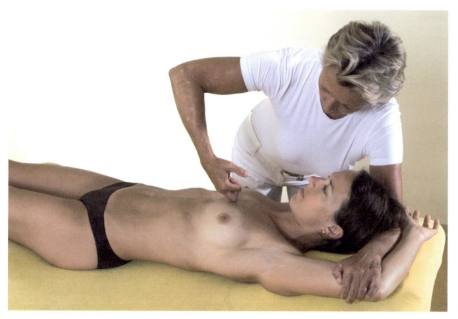

Abb. 3.37

Reizgriffe

Behandler steht am Kopfende:

Zirkelungen an der lateralen Thoraxwand mit den Knöcheln der lockeren Faust. *Ziele:* Vertiefung der kosto-sternalen Atembewegung, Lösen der Atemhilfsmuskulatur, Förderung der Sekretolyse.

➤ *Vibrationen am Thorax*
Behandler steht am Kopfende.
Mit Beginn der Exspiration wird bilateral ein vibrierender Druck am Thoraxrand nach kaudal-lateral ausgeübt. Mit Beginn der Exspiration wird mit den Handkanten oder -ballen auf dem Sternum nach kaudal vibriert. Mit Beginn der Exspiration mit beiden Handtellern unterhalb der Klavikula nach kaudal vibrieren. *Ziel:* Förderung der Sekretolyse

Der Behandler sitzt seitlich neben dem Patienten:

➤ *Lösungsgriffe am Unterarm*
Mit dem Daumen oder mit der Faust werden die Flexoren und Extensoren am Unterarm gelöst. Als Steigerung können auch Druckverschiebungen ausgeführt werden.

➤ *Lösungsgriffe an der Hand*
Ausstreichen von Handrücken und Handfläche sowie der einzelnen Finger und der Schwimmhäute. Intensives Bearbeiten des Daumenballens (M. adductor pollicis, M. flexor pollicis brevis und M. opponens pollicis). *Ziele:* Tonusregulation und Durchblutungsförderung der Muskulatur und des Gewebes (Karpaltunnelsyndrom, Epikondylitis), Beeinflussung der Feinmotorik.

Bauchbehandlung

Alle Bauchabziehgriffe beginnen mit Einsetzen der Exspiration und werden am Ende derselbigen gelöst.

Der Behandler steht seitlich an der Bank frontal zum Patienten. Patient hat die Beine angewinkelt:

➤ *Abziehgriffe Unterbauch*

a) in Höhe des Bauchnabels

Mit beiden Händen rechts und links in Nabelhöhe quer zum Faserverlauf des M. rectus abdominis je eine Hautfalte greifen, nach kaudal ziehen und halten *(Abb. 3.38)*.

b) Unterhalb des Bauchnabels

Zwischen Symphyse und Bauchnabel wird der Muskelbauch des M. rectus abdominis im Faserverlauf gegriffen und über einen oder mehrere Atemzüge nach ventral/kaudal gezogen und gehalten *(Abb. 3.39)*.

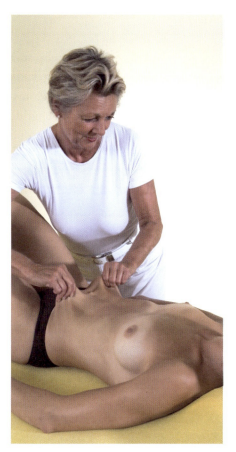
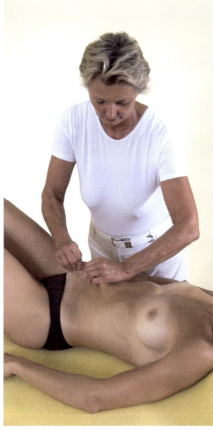

links:
Abb. 3.38

rechts:
Abb. 3.39

> *Weitere Abziehgriffe:*

Direkt oberhalb der Symphyse den M. rectus abdominis und den M. pyramidalis im Faserverlauf seines Ansatzes greifen und nach ventral/kaudal ziehen. Dieser Griff kann über einen oder mehrere Atemzüge gehalten werden.

Variation: Zirkelungen am Periost der Symphyse zur Lösung des Ansatzgebietes des M. rectus abdominis.

> *Abziehgriffe/Oberbauch, oberhalb Bauchnabel*

a) Bimanuell oberhalb des Nabels, im Faserverlauf des M. rectus abdominis nach ventral/kaudal ziehen und halten *(Abb. 3.40)*.

   Beachte: Plexus solaris.

b) Bilateral mit dem Lumbrikalgriff den Thoraxrand umfassen und eine Hautfalte nach kaudal-medial ziehen und halten.

   Beachte: Headsche Zonen Leber, Galle, Magen.

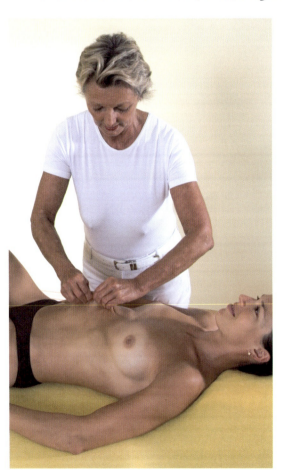

Variation zu b:

Bei sehr festem Gewebe oder großem Bauchumfang kann dieser Griff bimanuell ausgeführt werden. Abziehgriffe der Mm. obliqui interni und externi von ventral.

Ziele:

▷ Vertiefung der kosto-abdominalen Atmung
▷ Regulation der Peristaltik
▷ Durchblutungsförderung der inneren Organe
▷ Verbesserung der Diaphragmamobilität
▷ Beeinflussung der Psyche und des Vegetativums.

Abb. 3.40

Spezialgriffe für die inneren Organe *(Abb. 3.41)*

Der Behandler steht seitlich neben den Patienten, Patient hat die Beine angestellt:

▸ *Im Bereich des Magens*

Die Magenzone liegt unterhalb des Thoraxrandes. Der Behandler steht auf der rechten Seite frontal zur Bank.

Mit Druckverschiebungen der Fingerkuppen oder Knöchel wird vom Sternum nach lateral auf dem Periost der Rippen die linke untere Thoraxseite gelöst. Danach wird mit der rechten Hand unterhalb des Thoraxrandes von medial nach lateral in Schüben durchgearbeitet. Immer Pausen einschalten, damit die Nachatemzüge ablaufen können.

▸ *Im Bereich der Leber*

Die Leberzone liegt auf dem rechten Thoraxrand. Der Behandler steht auf der linken Seite des Patienten.

Die Durchführung ist analog zur Magenbehandlung.

▸ *Im Bereich des Abdomens*

Der Behandler sitzt frontal auf einem Hocker in Schulterhöhe des Patienten.

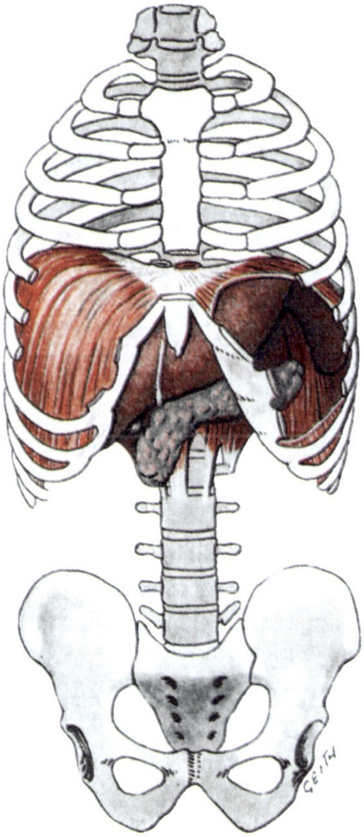

Abb. 3.41
Lagebeziehung zwischen Brustkorb, Zwerchfell, Leber, Gallenblase, Milz und Bauchspeicheldrüse
(nach Schmitt).

▸ *Griffe für die oberen Darmabschnitte*

Drei Lösungsgriffe auf die Ränder des M. rectus abdominis zu. Oberhalb des Nabels bleiben!

Unterhalb der Thoraxapertur (Lendenwirbel 1) wird die fußwärtige Hand in Supination bis an die Wirbelsäule geschoben. Von der Wirbelsäule nach lateral ziehen, die Hand in Pronation drehen und mit den Fingerkuppen von lateral nach medial in Richtung epigastrischem Winkel gegen den Rand des M. rectus abdominis schieben.

Zwei weitere Strichführungen enden unter den vorherigen Griffen.

Regulativ wirksam bei Stauungen und Obstipation besonders auf der rechten Seite, regulativ wirksam bei Diarrhö auf der linken Seite.

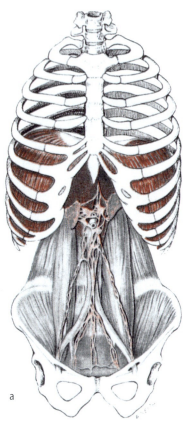

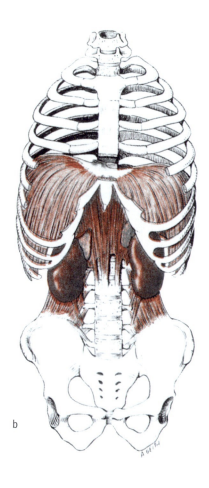

Abb. 3.42a–b
Lagebeziehung
zwischen Brust-
korb, Zwerchfell
und Sonnen-
geflecht (Neben-
nieren sind mit
angegeben),
nach Schmitt.

a

b

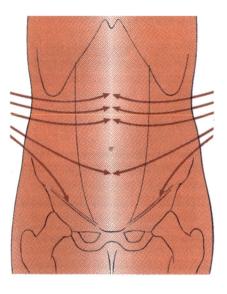

Abb. 3.43
Lagebeziehun-
gen zwischen
Brustkorb,
Zwerchfell, Nie-
ren und Neben-
nieren (nach
Schmitt).

▶ *Griffe im urogenitalen Bereich*
Zwei Lösungsgriffe: Die kopfwär-
tige Hand in Supination bis zur
Lendenwirbelsäule führen und gezielt nach lateral ziehen, die Hand
in Pronation drehen und mit den
Fingerkuppen in Richtung Blase/
Uterus schieben, tief im Gewebe
bleiben. Innerhalb der Becken-
schaufel auf die Adnexen und den
Übergang Dick-/Dünndarm zu-
ziehen *(Abb. 3.42a–b, 3.43)*. Nicht
bis in die Leistenbeuge!

Beinbehandlung in Rückenlage

Patient in Rückenlage, Beine gestreckt, Knie unterlagert. Der Behandler steht an der rechten Seite des Patienten:

➤ *Einleitende Streichung am Oberschenkel*

Oberhalb der Patella mit den Knöcheln der lockeren Faust oder Fingerkuppen bilateral oder bimanuell auf der Mitte des Oberschenkels nach kranial streichen und unterhalb der Leistenbeuge nach lateral ableiten. Der Griff kann mehrmals wiederholt werden.

Zur Steigerung können mit den Knöcheln gezielte Druckverschiebungen besonders in den verspannten Muskelanteilen des M. quadriceps femoris ausgeführt werden.

➤ *Reizgriffe im Bereich des Ursprungs des M. sartorius und M. tensor fasciae latae:*

Einseitig, meistens beidseitig, werden mit den Knöcheln der lockeren Faust Zirkelungen erst einschleichend und dann mit steigender Druckverschiebung im Bereich der

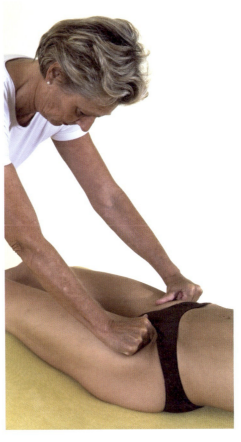

Abb. 3.44

Ursprünge beider Muskeln außen und unterhalb der Spina iliaca anterior inferior in lateraler Richtung vorgenommen *(Abb. 3.44)*.

Steigerung: Reizgriff an der Spina iliaca anterior inferior (Ursprung von M. rectus femoris). Der Behandler kniet auf der Bank. Der Patient stellt die Beine an.

Mit den Knöcheln bimanuell eine ansteigende Streichung über den M. rectus femoris vom Knie aus bis außen an der Spina iliaca anterior durchführen. Dort kann auch ein spezieller zirkelnder Reiz gesetzt werden mit der Absicht, die Atembewegung bis in den Unterbauch und über die Hüftgelenke nach kaudal zu „schicken".

Der Behandler steht auf der gegenüberliegenden Seite. Der Patient legt das Bein in leichte Abduktion:

➤ *Lösungsgriff im Bereich des Pes anserinus*
   (M. sartorius, M. gracilis, M. semitendinosus).

Daumenzirkelungen am inneren Kniegelenk und im Bereich des Pes anserinus mit ansteigender Druckverschiebung am linken Knie mit der rechten Hand und umgekehrt.

Variation: auch bimanuell möglich *(Abb. 3.45).*

Rechtes Knie, gestreckt

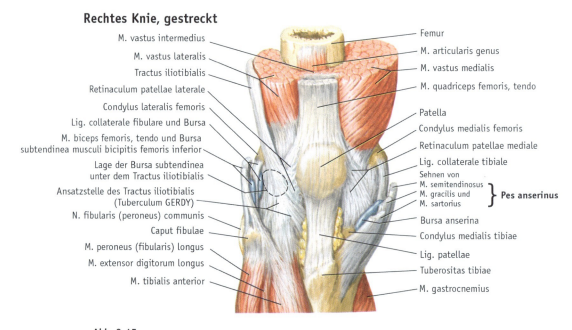

M. vastus intermedius
M. vastus lateralis
Tractus iliotibialis
Retinaculum patellae laterale
Condylus lateralis femoris
Lig. collaterale fibulare und Bursa
M. biceps femoris, tendo und Bursa subtendinea musculi bicipitis femoris inferior
Lage der Bursa subtendinea unter dem Tractus iliotibialis
Ansatzstelle des Tractus iliotibialis (Tuberculum GERDY)
N. fibularis (peroneus) communis
Caput fibulae
M. peroneus (fibularis) longus
M. extensor digitorum longus
M. tibialis anterior

Femur
M. articularis genus
M. vastus medialis
M. quadriceps femoris, tendo
Patella
Condylus medialis femoris
Retinaculum patellae mediale
Lig. collaterale tibiale
Sehnen von
M. semitendinosus
M. gracilis und   } Pes anserinus
M. sartorius
Bursa anserina
Condylus medialis tibiae
Lig. patellae
Tuberositas tibiae
M. gastrocnemius

Abb. 3.45

Der Behandler steht auf der zu behandelnden Seite:

➤ *Abziehgriffe an den Mm. adductores*

Der Bein des Patienten wird in Hüftflexion/Abduktion/Außenrotation und deutlicher Knieflexion gelagert.

Vom Kniegelenk an wird die Adduktorengruppe von kaudal nach kranial gegriffen und abgezogen ein- oder beidhändig *(Abb. 3.46).*

Beachte: Hiatus adductorius!

> *Lösungsgriff der Mm. adductores*
Vom Kniegelenk an wird die Adduktorengruppe von kaudal nach kranial ausgestrichen, In der Leistenbeuge ist das verspannte Gebiet des M. pectineus mit Querfriktionen zu lösen.

Der Behandler steht am Fußende. Der Patient liegt mit gestreckten Beinen und unterlagerten Knien:

> *Lösungsgriff am M. tibialis anterior*
Der Unterschenkel wird umfasst und bimanuell mit den Daumen von kaudal nach kranial gelöst.
Variation: Bilateral mit den Knöcheln der lockeren Faust verspannte Gebiete mit Druckverschiebungen bearbeiten.

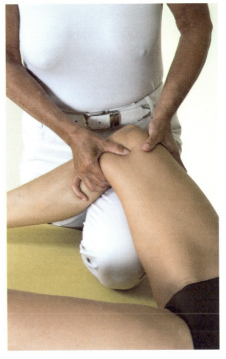

Abb. 3.46

> *Lösungsgriffe an den Füßen*
Die gesamte Fußmuskulatur wird gelöst. Verspannte Gebiete werden mit gezielten Zirkelungen bearbeitet. Die Räume zwischen den Zehen werden sanft mit leichten Abziehgriffen gelöst.
Beachte: Fußreflexzonen.

Herzbehandlung

Im Bereich der linken Thoraxhälfte: Der Behandler sitzt auf der linken Seite des Patienten. Der Patient liegt in Rückenlage, der linke Arm ist in individueller maximaler Elevation gelagert:

Richtlinien:
▷ Überdosierung vermeiden.
▷ Langsam und sanft anschwellend auf dem Thorax arbeiten.
▷ Beim Übergang zur sterno-kostalen Atembewegung mit Hebung des Sternums dürfen keine Atemhilfsmuskeln eingesetzt werden.
▷ Es sollen keine vegetativen Irritationen auftreten, z.B. Gesichtsblässe, Schweißbildung oder Zyanose.
▷ Lösungsgriffe am lateralen Rand der Skapula.

Die rechte Hand wird unterhalb des linken Skapulawinkels angelegt. Mit Druckverschiebungen des rechten Daumens wird der laterale Rand der Skapula von kaudal nach kranial gelöst. Die Anteile des M. latissimus dorsi und M. teres major werden ganz besonders gezielt mit Druckverschiebungen gelockert, die noch über die äußere Achselhöhlenwand und Mitte des Oberarmes/Unterarmes über die Hand bis zum kleinen Finger vorgenommen werden. Mit der Faust wird von der Achselhöhle nach medial vom lateralen Skapularand um den Thoraxrand bis zum Sternum ausgestrichen.

➤ *Behandlung der Prädilektionspunkte des Herzens*
Die Punkte können während der Behandlung schmerzhafter werden. Dies sollte dann aber abklingen. Wenn der Schmerz bleibt, behandelt der Therapeut den nächsten Punkt.

Nach der Behandlung aller Punkte erfolgt eine Kontrolle der schmerzhaften Stellen *(Abb. 3.47)*.

a) Erster Herzpunkt
Lage: auf Höhe der Mamille im Schnittpunkt der Linie der Achselhöhle und des 5. Interkostalraumes.

Auf dieser Stelle werden Zirkelungen mit dem Daumen der linken Hand unter Abstützung der Finger am Thorax ausgeführt. (Vorstellung: Die Hand „umfasst" die Brust.)

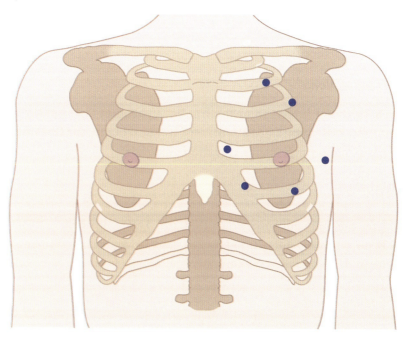

Abb. 3.47
Herzpunkte:
a) lateral Mamille
+ 5 interkostal,
b) 7. 8. interkostal
medial,
c) 6. 7. interkostal
M. rectus abdominis,
d) 4. 5. interkostal
parasternal,
e) subklavikular im
M. pectoralis major,
f) M. pectoralis major.

b) Zweiter Herzpunkt
Lage: zwischen dem 7./8. Interkostalraum medial kaudal vom ersten Herzpunkt (EKG Punkt).

Behandler steht frontal zur Bank auf der rechten Seite:

Mit dem Daumen der linken Hand wird gezielt anschwellend gegen die Rippen gezirkelt. Mit der lockeren Faust werden der erste und der zweite Herzpunkt durch eine Ausstreichung verbunden. Zusätzlich wird der gesamte linke Arm bis zum fünften Finger ausgestrichen und danach neben den Körper gelagert.

Behandler steht frontal zur Bank auf der rechten Seite:

c) Dritter Herzpunkt
Lage: zwischen 6./7. Interkostalraum im Ursprungsgebiet des M. rectus abdominis. Mit ein oder zwei Fingerkuppen der rechten oder linken Hand werden gezielte Schübe auf das Periost gesetzt.

d) Vierter Herzpunkt
Lage: zwischen 4./5. Interkostalraum parasternal.

Behandler steht auf der linken Seite des Kopfendes:

Mit der Mittelfingerkuppe der rechten oder linken Hand wird mit kleinen Schüben gearbeitet.

e) Fünfter Herzpunkt
Lage: unterhalb der Klavikula im M. pectoralis major.

Behandler sitzt auf der linken Seite des Patienten frontal zur Bank:

Patient hat den linken Arm 90° abduziert und außenrotiert. Mit der rechten Mittelfingerkuppe wird mit kleinen Schüben in Richtung vierter Herzpunkt gelöst.

f) Sechster Herzpunkt
Lage: Ansatzgebiet des M. pectoralis minor.
Der rechte Daumen gleitet am Sehnenansatz des M. pectoralis major entlang und drückt quer zum Faserverlauf des M. pectoralis minor in Richtung dritte Rippe und bleibt solange dort bis der Schmerz nachlässt *(Abb. 3.48a–b).*

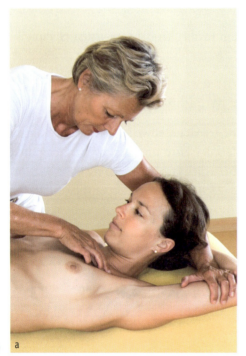
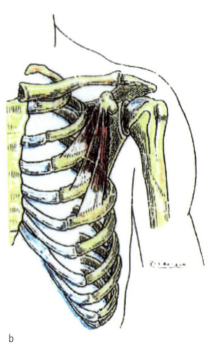

Abb. 3.48a–b   a   b

Behandlung der Unterarme und Hände, besonders der Innenseite

Beachte: Lungenmeridian Kreislauf, Sexus und Herzmeridian.

▷ Ausleitung: bilaterales Ausstreichen der Arme

Ziele:

▷ Vertiefung der kosto-sternalen Atembewegung
▷ Durchblutungsförderung der Herzmuskulatur
▷ Regulation des Herzrythmus
▷ Regulation der Herzfrequenz
▷ Regulation des Blutdrucks
▷ Beeinflussung der Psyche und des Vegetativums
▷ Herzentlastung durch verbesserte Diaphragmaaktivität.

Behandlung von Hals, Gesicht und Kopfhaut

Behandler sitzt am Kopfende, Patient liegt in Rückenlage, Knie sind unterlagert, Kopf evtl. mit kleinem Kissen unterlagert:

➤ *Einleitende Streichung*
Mit den Händen oder Fäusten bimanuell vom Os occiput paravertebral bis über die Schultern ausstreichen.

➤ *Lösungsgriff am M. sternocleidomastoideus*
Patient dreht den Kopf zur rechten oder linken Seite. Mit leichten Zirkelungen des Daumen oder Mittelfingers wird der Muskel vom Ansatz zum Ursprung gelöst.
Beachte: Abgleiten nach ventral in die Gefäße und Umgebung der Schilddrüse vermeiden. Gezielte Zirkelungen mit dem Daumen am Ansatz des M. sterno-cleidomastoideus quer zum Faserverlauf (in Richtung Processus mastoideus, *Abb. 3.49*).
Gezielte Zirkelungen mit ein oder zwei Fingerkuppen am Ursprung des M. sternocleido-mastoideus quer zum Faserverlauf/Sternoklavikulargelenk.

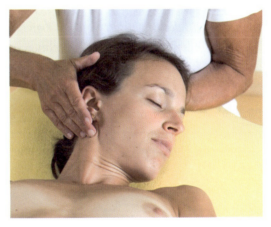

Abb. 3.49

➤ *Abziehgriff des M. sternocleidomastoideus*
Den Muskelbauch zwischen gebeugtem Zeigefinger und Daumen fassen und nach lateral abziehen unter Annäherung von Ansatz und Ursprung. Es wird von kranial nach kaudal gearbeitet *(Abb. 3.50)*.

➤ *Ausstreichen der Kinnpartie*
Beginnend an der Kinnspitze bilateral mit Zeige- und Mittelfingerkuppe entlang des Unterkieferrandes bis zum Oberkiefergelenk streichen.

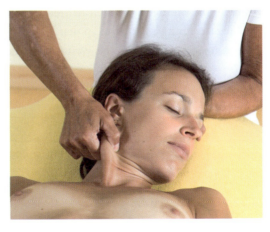

Abb. 3.50

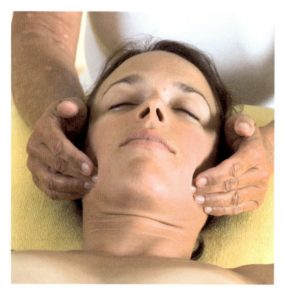

➤ *Ausstreichen der Wangen*
Beginnend an den Mundwinkeln bilateral mit Zeige- und Mittelfingerkuppe nach lateral streichen.

➤ *Ausstreichen der Nasennebenhöhlen*
Beginnend an den Nasenflügeln bilateral mit Zeige- und Mittelfingerkuppe entlang des Jochbeins Richtung Ohrmuschel streichen.

Abb. 3.51

➤ *Lösungsgriff des M. masseter und des Kiefergelenks*
Bilaterale Zirkelungen mit den Mittelfingerkuppen auf dem gesamten Muskel und dem Oberkiefergelenk *(Abb. 3.51)*.

➤ *Lösungsgriff am Ohr*
Bilaterale Zirkelungen auf den Ossa temporalia mit dem Gabelgriff (Ohr liegt zwischen Zeige- und Mittelfinger).

➤ *Lösungsgriff der äußeren Ohrmuschel*

➤ *Zirkelungen der inneren Ohrmuschel*

➤ *Lösungsgriff im Bereich der Nase*
Bilaterale Zirkelungen mit den Mittelfingerkuppen lateral der Nasenflügel. Bilaterale Streichung beginnend an den Nasenflügeln über die Nasenwurzel weiterlaufend über die Stirnmitte bis weit in den Haaransatz.

➤ *Lösungsgriff im Bereich des N. trigeminus und der Augenbraue*
Bilateral mit den Mittelfingerkuppen unterhalb der Augenbrauen an der Nasenwurzel gegen das Periost zirkeln und nach lateral ausstreichen. Bilateral mit den Mittelfingerkuppen beginnend an der Nasenwurzel gegen das Periost entlang der Augenbraue nach lateral streichen *(Abb. 3.52)*.

> *Ausstreichen der Stirn*
Bilateral mit den Fingerkuppen von der Stirnmitte nach lateral streichen. Bilateral mit den Fingerkuppen von den Augenbrauen über den Haaransatz in Richtung Kopfmitte streichen.

> *Lösungsgriffe im Bereich der Kopfhaut und Haare*
Bilaterale Zirkelungen mit den Fingerkuppen oder Knöcheln auf der gesamten Kopfhaut. Ziehen der Haare von der Wurzel bis in die Spitzen.

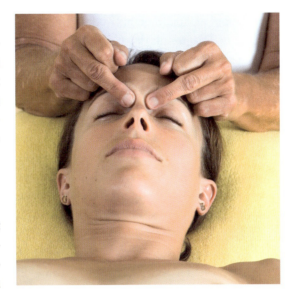

Abb. 3.52

> *Abschließende Streichung*
Der Therapeut nimmt den Kopf des Patienten in die Hände und übt einen leichten Zug der Halswirbelsäule nach kranial aus.
Ziele:
▷ Verbesserung und Tonusregulation bei Kiefergelenksdysfunktionen („Knirscher", „Beißer")
▷ Schmerzreduktion bei Gesichtsneuralgien, Spannungskopfschmerzen
▷ Durchblutungsförderung der Kopf- und Gesichtsmuskulatur
▷ Beeinflussung von Kopfschmerzen und Migräne
▷ Förderung der Sekretolyse im Bereich der Nebenhöhlen
▷ Tonusregulation bei neurologischen Erkrankungen (z.B. Fazialisparese)
▷ psychische Entspannung.

Literatur

Brüne, L.: Reflektorische Atemtherapie; 3. überarbeitete, erweiterte Auflage, Thieme -Verlag, 1994
Dauzenroth, A., Saemann,H.: Cystische Fibrose; Thieme Verlag
Docktor, G., Lindemann, H.: Mukoviszidose; Thieme-Verlag, 3. überarbeitete und erweiterte Auflage, 2000

Ehrenberg, H.: Atemtherapie in der Physiotherapie, Pflaum-Verlag

Kardos, P.: Diagnostik der COPD; Zeitschrift Atemwegs- und Lungenerkrankungen, Januar 2008, Dustri Verlag Dr. Karl Feistle

Van den Berg, F.; Angewandte Physiologie Band II (Organe); Thieme-Verlag,
2000

Weise, S.: Typische Veränderungen von Atemmuskulatur und Thorax bei chronischer Überlastung; CF-Report - Tagungsband der 5. Deutschen Mukoviszidose-Tagung, Roche, 2002

Weise, S.: Physiotherapeutische Einflussnahme auf Veränderung der Atempumpe bei COPD; Zeitschrift f. Physiotherapeuten 5/2006, Pflaum Verlag

Weise, S.: Postoperative Physiotherapie im Transplantationszentrum nach Lungentransplantation (Teil I/II); Zeitschrift f. Physiotherapeuten 3/2005, Pflaum
Verlag

Weise, S., Pfeiffer-Kascha, D.: Ambulante Physiotherapie bei Patienten mit
COPD; Zeitschrift Atemwegs- und Lungenerkrankungen, Januar 2008,
Dustri Verlag Dr. Karl Feistle

Weise, S., Kardos, P., Pfeiffer-Kascha, D., Worth, H.: Empfehlungen zur physiotherapeutischen Atemtherapie; Empfehlungen der Deutschen Atemwegsliga,
Dustri Verlag Dr. Karl Feistle

4 Yogaübungen in der Rekflektorischen Atemtherapie

Undine von der Werth, Gabi Gröne-Ostendorff

Zur Einführung sollen diesem Kapitel einige Zitate von Dr. J. L. Schmitt dienen:

> „Hauptaufgabe der Yoga-Lehre ist die (eigene) Bewusstseinsentfaltung."
> „Die erste Stufe ist die befreiende Ausdehnung im Atem."
> „Arbeite an deinem Körper, dann kommt deine Seele von selbst
> im Weichwerden des Körpers und der Atmung."
> „Leib und Seele und Geist sind drei Schenkel eines Dreiecks.
> Alle drei Seiten sind gleichgewichtig, in der Mitte steht der Mensch."
> „Der fließende Atem ist Ausdruck strömender Lebensenergie,
> Gelassenheit und innerer Aufrichtung."

Nachdem der Patient mit Wärme und manuellen Techniken behandelt wurde, sind Atem- und Atemhilfsmuskulatur stärker durchblutet und entspannt, auch die gelenkigen Verbindungen des Körpers sind mobilisiert. Erst dann setzen die Yoga-Übungen für den Patienten ein. Ihr Ziel ist es, die neugewonnene Atemerweiterung aktiv zu erhalten sowie den psychovegetativen Entspannungszustand zu stabilisieren.

Die Yoga-Übungen bestehen aus Stellungen, Dehnhaltungen und Gleichgewichtsübungen. Zunächst wird während der Übungen der Atemablauf bewusst gelenkt. Nach dieser aktiven Phase nimmt der Patient eine Entspannungslage ein und erlebt jetzt selbst die vertiefte reflektorische Nachatmung.

„Diese Nachatemphase soll niemals vorzeitig abgebrochen werden" (Schmitt).

Der Patient erlernt so, Atmung und Entspannung zu spüren und bewusst wahrzunehmen. Ohne Bewusstheit bleiben Dehnungsübungen und Bewegungen nur mechanische Abläufe.

Jede Übung wird Schritt für Schritt genau aufgebaut, exakt ausgeführt und solange wie möglich unter Weiteratmen ausgehalten. Die Haltespannung der Muskulatur und der eventuelle Dehnschmerz bewirken eine kräftige und somit intensive und vertiefte Zwerchfellarbeit.

Neben der Atemstimulation wirken die Yogastellungen stärkend und reinigend auf die Nervenbahnen (Ganglien). Sie dehnen und beleben systematisch die peripheren Nerven und stabilisieren die neuro-chemische Übermittlung. Auch beinflussen sie das sympatische und para-sympatische Nervensystem.*

4.1 Käfer

Ausgangsstellung: Rückenlage

Übungsaufbau:
Aus der Rückenlage beide Knie anbeugen, rechtes Bein strecken und ohne Bodenkontakt leicht anheben, ebenso den linken Arm. Die rechte Hand unter dem linken Rippenbogen ablegen. Der Kopf wird angehoben mit Blick auf das angewinkelte Knie. Die Lendenwirbelsäule hält Bodenkontakt. Seitenwechsel *(Abb. 4.1).*

Wirkung:
▷ Streckung der Wirbelsäule
▷ Kräftigung der Mm. obliqui externi
▷ Zentrierung auf die Körpermitte
▷ Widerstandsarbeit des Zwerchfells
▷ vertiefte abdominale Atmung.

---

* s. Devananda, V., Yoga für alle Lebensstufen, in Bildern, Gräfe und Unzer, München 2000.

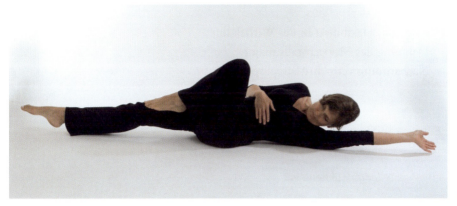

Abb. 4.1

4.2 Regenbogen (Drehdehnlage)

Ausgangsstellung: Rückenlage

Übungsaufbau:
Die Beine sind gestreckt. Die Arme sind im Schultergelenk ca. 90° abduziert und liegen neben dem Körper mit den Handrücken nach oben. Der Kopf dreht nach links. Das linke Bein im hohen Bogen gestreckt über das rechte Bein auf die rechte Seite legen. Dabei dreht sich links das Becken in der Körperachse. Schultern bleiben in Bodenkontakt. Dehnspannung halten und atmen. Seitenwechsel *(Abb. 4.2)*.

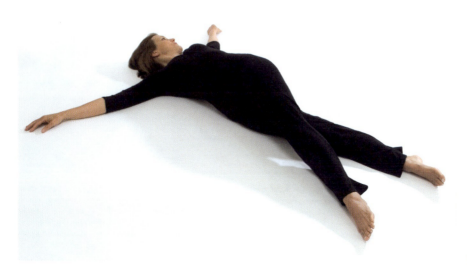

Abb. 4.2

Wirkung:
▷ Rotation, Flexibilität in der Wirbelsäule
▷ Dehnung des M. pectoralis major
▷ Nachatmung vermehrt lateral spürbar.

4.3 Andreaskreuz

Ausgangsstellung: Rückenlage

Übungsaufbau:
Aus der Rückenlage werden die Arme gestreckt in „10 vor 2-Stellung" geführt. Die Handflächen haben Bodenkontakt. Die Beine werden ca. 90° auseinander gelegt und die Zehen in Richtung Bauchnabel gezogen. Den Kopf anheben und das Kinn in Richtung Brustbein neigen. Die Lendenwirbelsäule hat Bodenkontakt. Der ganze Körper befindet sich in einer Dehnspannung, während weitergeatmet wird *(Abb. 4.3)*.

Wirkung:
▷ Zentrierung auf die Körpermitte
▷ Widerstandsarbeit für das Zwerchfell
▷ In der Nachruhe vermehrter Atemtransport nach kostosternal.

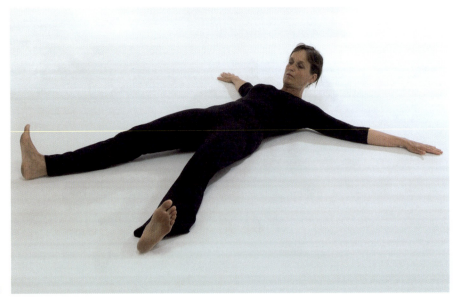

Abb. 4.3

4.4 Beinhalte

Ausgangsstellung: Rückenlage

Übungsaufbau:
Die Knie an den Körper ziehen, die Beine hüftbreit nach oben strecken mit 90° Beugung im Hüftgelenk. Die Zehen werden in Richtung Bauchnabel gezogen. Die Arme liegen locker neben dem Körper. Schultern und Gesicht sind entspannt. Übung halten und atmen *(Abb. 4.4).*

Wirkung:
▷ Dehnung der dorsalen Muskelkette
▷ Widerstandsarbeit für das Zwerchfell
▷ Vertiefung der abdominalen und kostodiaphragmalen Atembewegung.

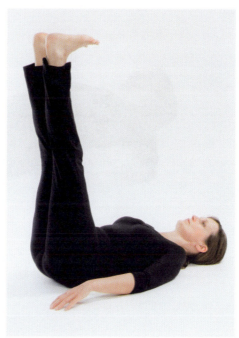

Abb. 4.4

4.5 M. sartorius-Dehnlagerung

Ausgangsstellung: Rückenlage

Übungsaufbau:
Die Knie anwinkeln und die Füße hüftbreit aufstellen, die Arme liegen locker neben dem Körper. Ein Bein wird nach innen abgelegt, bis das Knie den Boden berührt, das andere Bein bleibt stehen. Die Lendenwirbelsäule hat Bodenkontakt. In der Dehnspannung verbleiben *(Abb. 4.5).*

Wirkung:
▷ Dehnung des M. sartorius und des M. obliquus internus
▷ Anregung der Darmtätigkeit
▷ Vertiefung der abdominalen Atmung.

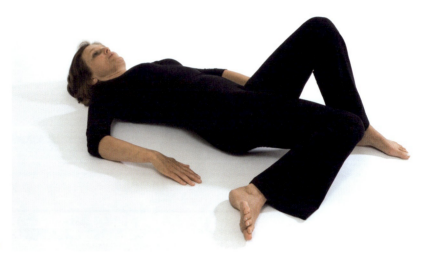

Abb. 4.5

4.6 Fisch

Ausgangsstellung: Rückenlage

Übungsaufbau:
Rückenlage mit gestreckten Beinen, die Füße sind geschlossen. Die Handrücken werden unter das Gesäß geschoben, die Ellbogen liegen dabei möglichst nahe beieinander unter dem Körper. Brustbein und Thorax werden angehoben.

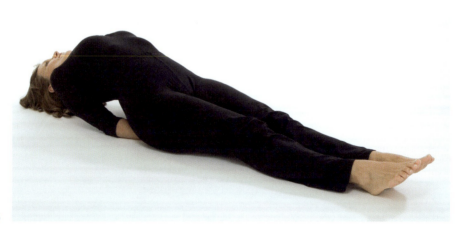

Abb. 4.6

Der Hinterkopf berührt den Boden. Die Stellung über mehrere tiefe Atemzüge halten *(Abb. 4.6)*.

Wirkung:
▷ Kräftigung der Brustmuskulatur
▷ sternale Öffnung
▷ „Bronchitisübung" (Mobilisation der BWS)
▷ Öffnung des Herzchakras
▷ positives Denken.

4.7 Kerze

Ausgangsstellung: Rückenlage

Übungsaufbau:
Die Arme liegen neben dem Körper, die Beine sind angestellt. Die Knie zur Brust ziehen und die Beine nach oben schwingen. Beim Anheben des Körpers den Rücken mit den Händen unterstützen, so dass das Gewicht sich auf den Schultergürtel verlagert. Die Beine zur Decke strecken und die Ellbogen enger zusammenbringen. Hals und Gesicht bleiben entspannt. Stellung halten und atmen. Für die Nachruhe in RL Wirbel für Wirbel abrollen *(Abb. 4.7)*.

Wirkung:
▷ Dehnung von HWS und Schulterpartie
▷ Kräftigung der unteren Bauchmuskulatur
▷ venöse Entstauung, Entlastung des Beckenbodens
▷ Widerstandsarbeit für das Zwerchfell

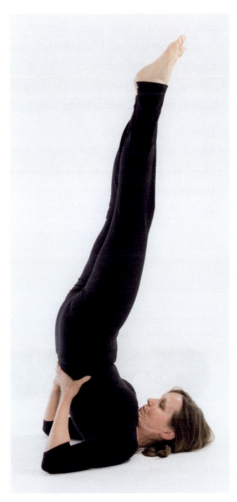

Abb. 4.7

▷ vertiefte abdominale und kostosternale Atembewegung

▷ Sekretmobilisation

▷ Durchblutung von Gehirn und Schilddrüse

▷ ausgleichende Wirkung auf die Hormonproduktion (Klimakontrolle des Systems).

4.8 Schulterübung (Trockenschwimmen)

Ausgangsstellung: Bauchlage

Übungsaufbau:
Die Beine sind gestreckt. Die Hände unter das Schultergelenk mit den Handflächen auf den Boden legen, den Kopf auf die Stirn und die Ellenbogen seitlich an den Körper stellen. Die Hände langsam am Boden entlang schräg nach oben strecken, in schulterbreitem Abstand. Die Arme anheben und langsam auf dem „Luftweg" wieder zurück in die Ausgangsstellung bewegen. Im eigenen Atemrhythmus während der Übung atmen *(Abb. 4.8)*.

Wirkung:
▷ Durch Anspannung der Schultern nach dorsal-kaudal Kräftigung der BWS-Muskulatur, besonders der Mm. rhomboidei und der autochtonen Rückenmuskulatur.

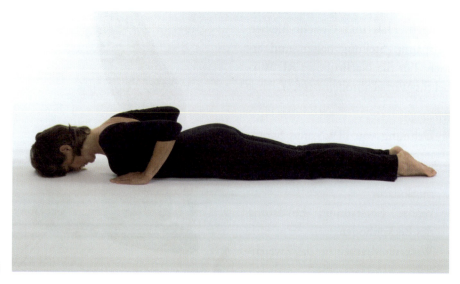

Abb. 4.8

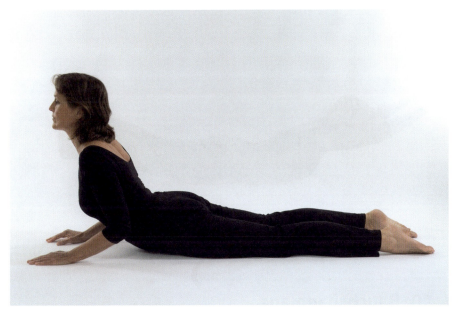

Abb. 4.9

4.9 Kobra

Ausgangsstellung: Bauchlage

Übungsaufbau:
Bauchlage, die Beine sind geschlossen, die Fußrücken liegen auf. Die Handflächen werden unterhalb der Schultergelenke auf den Boden gelegt, die Ellbogen bleiben am Körper. Die Gesäßmuskulatur ist gespannt. Erst werden der Kopf, dann Schultern und Brust angehoben. Mit Hilfe der Rückenmuskulatur richtet sich der Oberkörper Wirbel für Wirbel auf, die Arme haben nur eine Stützfunktion. Mehrere tiefe Atemzüge in der Stellung halten *(Abb. 4.9)*.

Wirkung:
▷ Kräftigung der Rückenmuskulatur
▷ Dehnung der ventralen Seite
▷ Widerstandsarbeit des Zwerchfells
▷ Vertiefung der abdominalen Atembewegung
▷ Stärkung der Vitalität und des Selbstvertrauens.

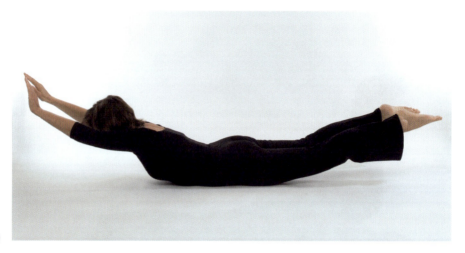

Abb. 4.10

4.10 Bauchspannlage

Ausgangsstellung: Bauchlage

Übungsaufbau:
Die Arme und Beine liegen gestreckt in Verlängerung der Wirbelsäule, die Stirn
auf dem Boden. Die Arme, Beine und der Kopf in Verlängerung der Wirbelsäule
werden gleichzeitig angehoben. Die Übung halten und atmen *(Abb. 4.10)*.

Wirkung:
▷ Kräftigung der Bauch- und Rückenmuskulatur
▷ Widerstandsarbeit des Zwerchfells
▷ vertiefte abdominale Atemzüge in der Nachatmung
▷ Stärkung der Willenskraft.

4.11 Zwerchfellbrücke

Ausgangsstellung: Bauchlage

Übungsaufbau:
Der Kopf liegt auf der Seite. Die Oberarme sind in 45° abgewinkelt, die Unter-
arme liegen neben dem Körper, die Handflächen zeigen nach oben. Die Beine
und Füße sind gestreckt. Langsam nur den Lendenwirbelsäulenabschnitt durch

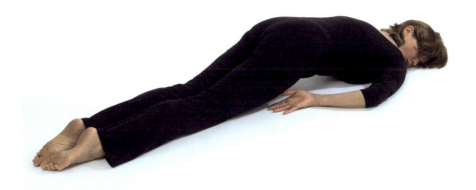

Abb. 4.11

Anspannung der Bauchmuskulatur anheben und hochgewölbt halten. In der Entspannungsphase den Kopf zur anderen Seite drehen *(Abb. 4.11)*.

Wirkung:
▷ Kräftigung der Bauchmuskulatur
▷ Aufrichtung des Beckens
▷ Zwerchfellkräftigung
▷ Vertiefung der lumbodorsalen Atmung.

4.12 Schneidersitz

Ausgangsstellung: Langsitz

Übungsaufbau:
Vom Langsitz zum Schneidersitz kommen, die Sitzbeinhöcker erspüren. Die Wirbelsäule aus dem Becken heraus lotrecht aufrichten. Die gefalteten Hände an den Hinterkopf geben. Ellbogen zurückführen, die Schulterblätter zusammenziehen. In dieser Position verbleiben

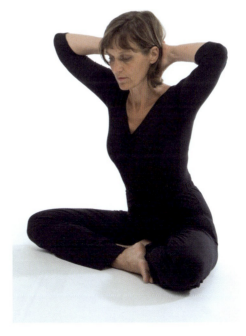

Abb. 4.12

und atmen. Zur Entspannung Wirbel für Wirbel langsam in die Rückenlage abrollen *(Abb. 4.12)*.

Wirkung:
▷ Streckung der WS
▷ Kräftigung der Mm. rhomboidei
▷ Vertiefung der abdominalen Atembewegung.

Variation:
Ausgangsstellung siehe Schneidersitz, jetzt mit gestreckter Wirbelsäule, Oberkörper 45° nach vorne neigen und verbleiben, lächeln.

Wirkung: Siehe Schneidersitz.

4.13 Schwebesitz

Ausgangsstellung: Sitzen

Übungsaufbau:
Sitzen mit angestellten Beinen. Die Arme umfassen in der Vorstellung einen Pezziball. Die Wirbelsäule aufrichten. Die Füße vom Boden lösen und auf den Sitzbeinhöckern balancieren *(Abb. 4.13)*.

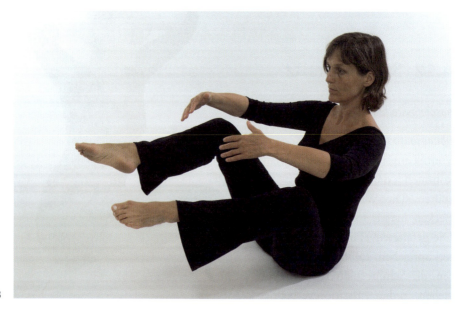

Abb. 4.13

Wirkung:
▷ Kräftigung der Bauchmuskulatur
▷ Schulung des Gleichgewichtes
▷ vertiefte kostoabdominale Atemzüge durch Konzentration auf die Körpermitte.

4.14 Rollen auf der Wirbelsäule

Ausgangsstellung: Schwebesitz

Übungsaufbau:
Langsam mit kyphosierter Lendenwirbelsäule über die Sitzbeinhöcker nach hinten abrollen und die Arme hinter dem Kopf ablegen. Über die gesamte Wirbelsäule bis hin zum Nacken kommen und wieder zurück. Mehrere Male wiederholen und dabei atmen *(Abb. 4.14)*.

Wirkung:
▷ Mobilisierung der Wirbelsäule
▷ Kräftigung der Bauchmuskulatur
▷ Entlastung des Beckenbodens
▷ Kräftigung des Zwerchfells
▷ in der Nachruhe vertiefte Atemzüge.

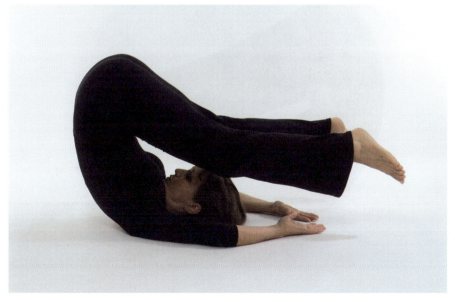

Abb. 4.14

4.15 Pflug (Überschlag)

Ausgangsstellung: Rückenlage, „Rollen auf der Wirbelsäule"

Übungsaufbau:
Nach dem dynamischen Rollen nun auf Schultern und Nacken verbleiben. Die Arme neben dem Körper oder über dem Kopf abgelegt lassen. Die gestreckten Beine hinter dem Kopf aufstellen. Die Zehen berühren den Boden. In der Übungsstellung bleiben. Die Atembewegung in Richtung Beckenboden und Flanken wahrnehmen und intensivieren. Die Übung wird aufgelöst, indem der Rumpf Wirbel für Wirbel zurückrollt. Hierbei wird die Konzentration auf das Spannungsverhältnis zwischen Bauch und Lendenmuskulatur gelenkt. Zur Nachruhe Becken, Arme und Beine entspannt ablegen und den Atem spüren *(Abb. 4.15).*

Wirkung:
▷ Dehnung der dorsalen Beinmuskulatur und der gesamten Wirbelsäule
▷ Auflösung von venösen Stauungen in Becken und Beinbereich
▷ Vollatmung in der Nachruhe
▷ Stärkung von Ausdauer und Geduld.

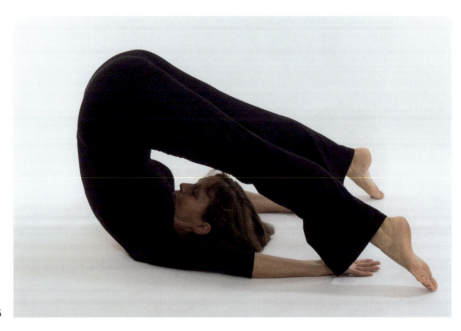

Abb. 4.15

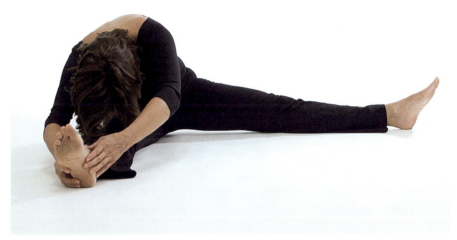

Abb. 4.16

4.16 Grätschsitz

Ausgangsstellung: Grätschsitz

Übungsaufbau:
Die Wirbelsäule aufrichten, die Arme nach oben anheben. Aus der Streckung heraus den Rumpf auf ein Bein ablegen. Mit den Händen den Fuß fassen. Die Beine sind gestreckt, der Kopf wird zum Knie geneigt. Stellung halten und atmen *(Abb. 4.16)*.

Wirkung:
▷ Dehnung der dorsalen Beinmuskulatur und der lumbodorsalen Muskulatur
▷ Atmung vermehrt nach lateral, da durch den intraabdominalen Druck die ventrale Atmung erschwert ist.
▷ Sammlung der Kräfte nach innen.

4.17 Drehsitz

Ausgangsstellung: Langsitz

Übungsaufbau:
Den linken Unterschenkel anwinkeln und die Ferse an die rechte Hüfte legen. Das rechte Bein anwinkeln und den Fuß außen neben das linke Knie stellen. Die rechte Hand hinter dem Körper mit der Handfläche auf den Boden stellen. Den Oberkörper nach rechts drehen, der Kopf dreht ebenfalls nach rechts. Den linken Arm gestreckt vor das rechte Knie und den Unterschenkel führen und mit dem Unterarm einen leichten Druck gegen das rechte Knie ausüben.
Beide Sitzbeinhöcker haben Bodenkontakt. In der Übung bleiben und atmen. Seitenwechsel *(Abb. 4.17)*.

Wirkung:
▷ Rotation und vermehrte Stimulation aller WS-Strukturen
▷ Mobilisation, besonders der BWS und des Schulterbereiches
▷ kreislaufanregend, Entstauung und Entgiftung der inneren Organe
▷ Widerstandsarbeit für das Zwerchfell
▷ vertiefte Atemzüge kostodiaphragmal und kostosternal über vermehrte Flankenaktivität.

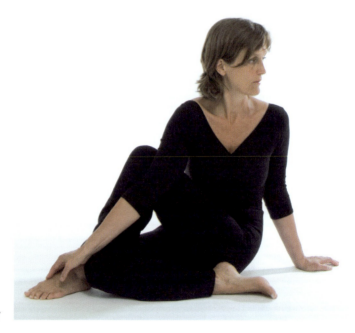

Abb. 4.17

4.18 Haltegriff

Ausgangsstellung: Fersensitz oder
Schneidersitz

Übungsaufbau:
Ein Arm wird nach oben gestreckt,
der Unterarm abgewinkelt, sodass
sich die Hand zwischen den Schulterblättern befindet. Den anderen
Arm nach hinten führen, den Unterarm abwinkeln, die Hand landet mit
dem Handrücken auf der Brustwirbelsäule. Die Hände haken sich zwischen den Schulterblättern ein. Falls
der Handkontakt nicht möglich ist,
kann ein Tuch als Verbindungsteil
benutzt werden. Das Kinn wird zur
Brust geneigt *(Abb. 4.18)*.

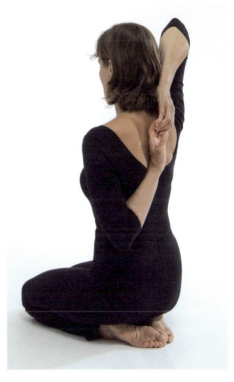

Abb. 4.18

Wirkung:
▷ Dehnung der Schulter-, Hals- und Armmuskulatur
▷ Vertiefung der kostoabdominalen und der kostosternalen Atmung.

4.19 „Offenes Päckchen"

Ausgangsstellung: Päckchensitz

Übungsaufbau:
Den Oberkörper zwischen den geöffneten Knien auf dem Boden ablegen. Die
Arme nach oben gestreckt, der Kopf liegt mit der Stirn auf. Die Arme wandern
abwechselnd nach links und rechts, bis eine Dehnspannung in dem kleinen Finger zu spüren ist. Weiteratmen und die Stellung halten. Seitenwechsel *(Abb. 4.19)*.

Wirkung:
▷ Flankendehnung
▷ vertiefte abdominale Atembewegung bis zum Diaphragma pelvis spürbar
▷ atemerleichternde Stellung.

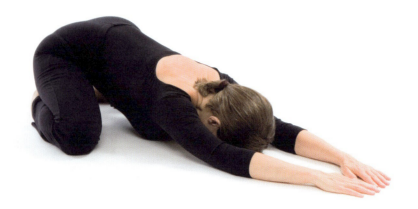

Abb. 4.19

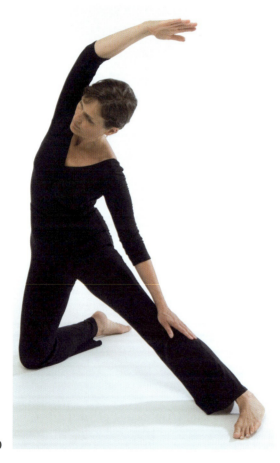

Abb. 4.20

4.20 Kniender Halbmond

Ausgangsstellung: Kniestand

Übungsaufbau:
Das rechte Bein mit gestrecktem Fuß seitlich aufstellen. Arme seitlich anheben, den Oberkörper in Seitbeugung über das gestreckte Bein neigen, rechte Hand auf den rechten Unterschenkel legen. Linken Arm über den Kopf heben und in Dehnspannung halten. Die Stellung halten und atmen *(Abb. 4.20)*.

Wirkung:
▷ Flankendehnung
▷ in der Nachatmung vertiefte kostosternale und kostodiaphragmale Atemzüge.

4.21 Dreieck

Ausgangstellung: Grätschstand

Übungsaufbau:
Den rechten Fuß nach außen drehen, die Arme seitlich 90° anheben. Den Oberkörper in Seitneigung nach rechts beugen, bis der rechte Arm den Unterschenkel berührt. Den linken Arm aus dem Schultergelenk „herausziehen" und auf Höhe des Ohres über den Kopf strecken. In die Dehnung hinein atmen *(Abb. 4.21)*.

Wirkung:
▷ Kräftigung von Beinen und Füßen
▷ Beweglichkeit der Hüfte
▷ Weitung des Brustkorbes nach lateral
▷ Flankenatmung
▷ in der Nachatmung kostodiaphragmale und kostosternale Atemzüge
▷ Stärkung von Zuversicht und Ausgeglichenheit.

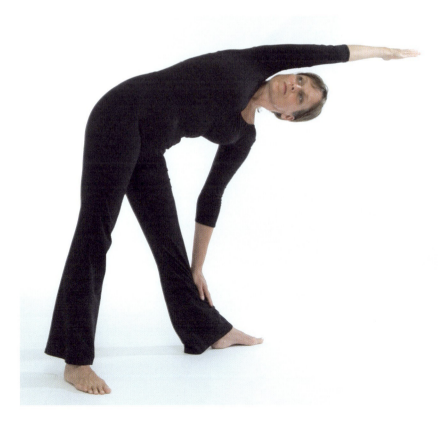

Abb. 4.21

4.22 Baum

Ausgangsstellung: Stand

Übungsaufbau:
Die Füße stehen parallel. Ein Bein anbeugen und die Fußsohle an die Innenseite des anderen Oberschenkels legen. Die Arme seitlich anheben, die Hände langsam über den Kopf führen und die Handflächen aneinander legen. Die Augen fixieren einen Punkt. In der Stellung bleiben und atmen *(Abb. 4.22)*.

Wirkung:
▷ Zentrierung auf die Körpermitte
▷ Konzentrationsfähigkeit wird gefördert durch Gleichgewichtsschulung
▷ Die Atmung ist in der Stellung klein und frequent, in der Nachatmung vertieft und gelöst
▷ Beruhigung von Geist und Körper.

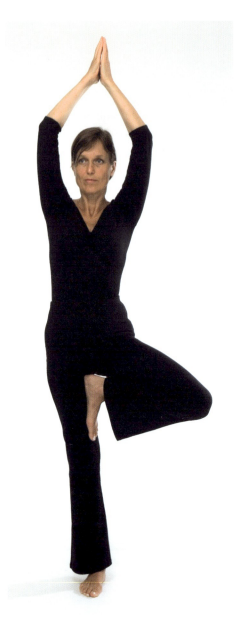

Abb. 4.22

4.23 Tänzer

Ausgangsstellung: Stand

Übungsaufbau:
Auf dem linken Bein stehend mit der rechten Hand von hinten her den rechten Vorfuß fassen und hochziehen, bis der Oberschenkel sich in der Waagerechten befindet. Den linken Arm nach vorne ausstrecken und anheben. Atmend balancieren, den Blick dabei auf einen Punkt fixieren. *(Abb. 4.23).*

Wirkung:
▷ Die Dehn- und Haltespannung intensiviert die Atembewegung.
▷ Die Balancehaltung erfordert eine gesteigerte Konzentration und ergibt in der Nachruhe vertiefte Atemzüge sowie eine wohlige Gelöstheit.
▷ Klarheit, Kräftigung von Geist und Körper.

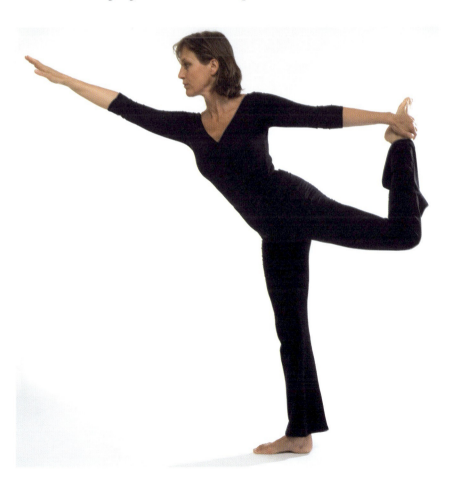

Abb. 4.23

4.24 Sonnengruß

Das Sonnengebet ist eine fließende und dynamische Folge von 12 Positionen, die als ineinander gehende Bewegungen geübt werden. Jede Position gleicht die Vorhergehende aus, streckt und beugt den Körper, dehnt und presst den Brustkorb – die Atmung wird dabei einbezogen und gleichzeitig reguliert. Das Sonnengeflecht, Sammelpunkt der vegetativen Nervenbahnen, wird bei allen Positionen stimuliert und gekräftigt, es versorgt den ganzen Körper mit Energie.

1. Stehen Sie aufrecht, die Füße nebeneinander. Mit der Ausatmung die Hände in Gebetshaltung vor der Brust zusammengeben *(Abb. 4.24)*.
2. Mit der nächsten Einatmung die Arme über den Kopf nach hinten strecken, aus der Taille heraus zurückbeugen und nach oben zu den Händen schauen *(Abb. 4.25)*.

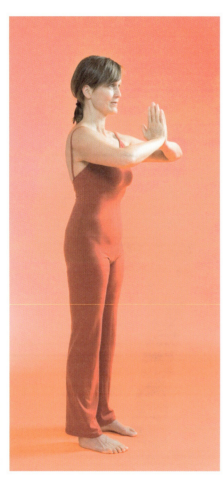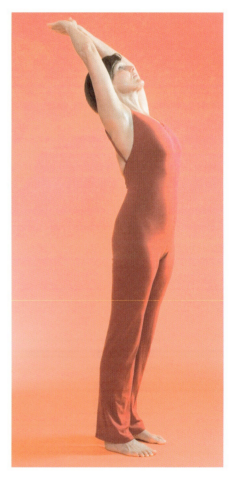

links
Abb. 4.24

rechts
Abb. 4.25

3. Ausatmen, den Oberkörper nach vorne beugen. Die Fußspitzen berühren den Boden, der Kopf wird locker hängen gelassen *(Abb. 4.26)*.

4. Einatmen, das eine Bein nach hinten strecken und den Fuß auf die Zehen aufsetzen. Das vordere Bein bleibt gebeugt zwischen den Händen *(Abb. 4.27)*.

5. Atem anhalten. Das zweite Bein parallel zum ersten aufsetzen und das Körpergewicht auf Hände und Zehen stützen. Der Blick geht dabei zum Boden *(Abb. 4.28)*.

6. Ausatmen, Knie, Brust, Stirn nach unten senken und die Hüften dabei anheben. Die Ellbogen bleiben am Körper *(Abb. 4.29)*.

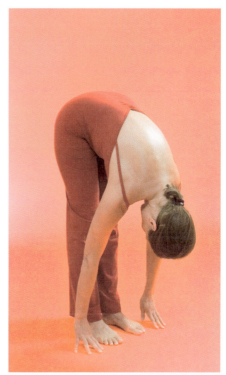

Abb. 4.26

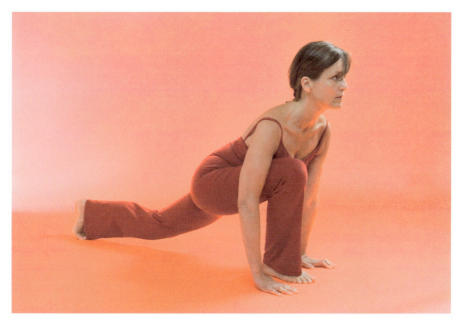

Abb. 4.27

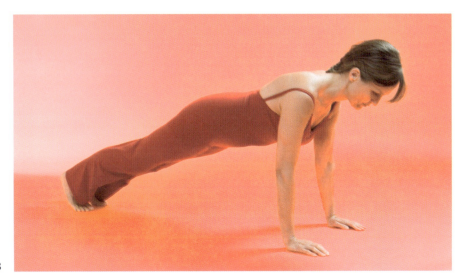

Abb. 4.28

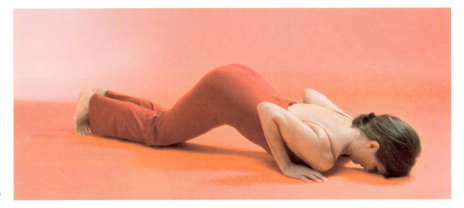

Abb. 4.29

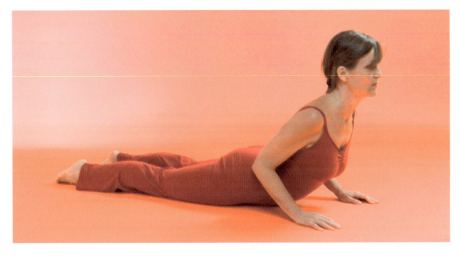

Abb. 4.30

7. Einatmen, die Hüften senken, Zehen nach hinten ausstrecken. Mit Hilfe der Rückenmuskulatur den Körper Wirbel für Wirbel aufrichten. Die Arme haben Stützfunktion *(Abb. 4.30)*.
8. Mit der Ausatmung die Zehen aufstellen, die Fersen senken, die Hüften anheben und den Körper in die Stellung eines umgekehrten V bringen. Der Blick wird auf die Schienbeine gerichtet *(Abb. 4.31)*.
9. Einatmen, das eine Bein nach hinten strecken und den Fuß auf die Zehen aufsetzen. Das vordere Bein bleibt gebeugt zwischen den Händen *(Abb. 4.32)*.

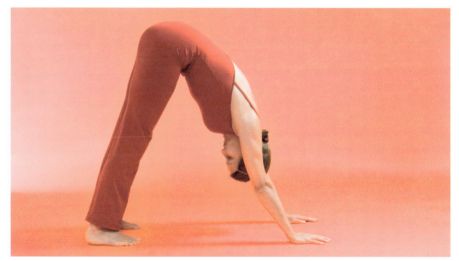

Abb. 4.31

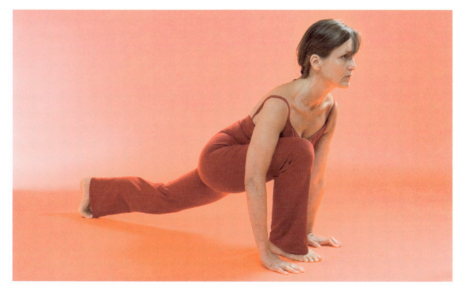

Abb. 4.32

10. Ausatmen, nach vorne beugen, die Fußspitzen berühren den Boden, den Kopf locker hängen lassen *(Abb. 4.33)*.

11. Mit der nächsten Einatmung die Arme über den Kopf nach hinten strecken, aus der Taille heraus zurückbeugen und nach oben zu den Händen schauen *(Abb. 4.34)*.

12. Ausatmen, die Handflächen vor der Brust in Gebetshaltung zusammengeben. Finden Sie Ihre Mitte und atmen Sie noch einmal tief ein und aus *(Abb. 4.35)*.

Aus dem Angebot der Yoga-Übungen werden jeweils individuell Positionen ausgewählt, die es dem Patienten ermöglichen, die in der manuellen Therapie gewonnene Atemerweiterung zu stabilisieren.

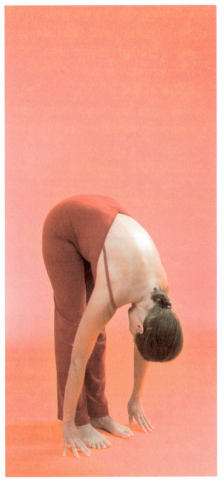

Abb. 4.33

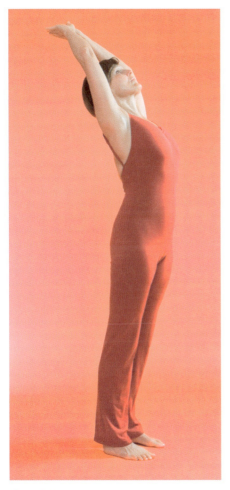

Abb. 4.34

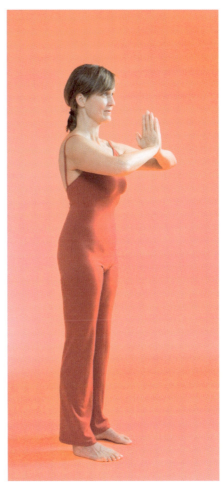

Abb. 4.35

5 Spezielle Anwendungsgebiete der Reflektorischen Atemtherapie

5.1 Die Reflektorische Atemtherapie bei Störungen der Atemsysteme

Marlies Ziegler, Sabine Weise, Carola Adams

Die physiotherapeutische Behandlung von Patienten mit akuten und chronischen Erkrankungen der Atemsysteme, Lunge und Atempumpe, umfasst ein großes Spektrum an therapeutischen Strategien. Über Stimulation und „Pflege" der Atempumpe bewirkt die Reflektorische Atemtherapie eine unwillkürliche Atemvertiefung. Diese Atemvertiefung fördert die Reinigung der Atemwege, unterstützt den Gasaustausch und – in Kombination mit anderen Techniken – die Entblähung der Lunge. Die Reflektorische Atemtherapie beeinflusst über mobilisierende Griffe die Beweglichkeit von Wirbelsäulen- und Rippengelenken. Sie stimuliert und detonisiert die Atemmuskulatur und regt den Muskelstoffwechsel an. Im Zentrum steht dabei das Zwerchfell. Ein mobiles und kräftiges Zwerchfell hat auch einen positiven Einfluss auf andere Organe sowie das arterielle, venöse und lymphatische System.

Die *Tabelle 5.1* zeigt eine Übersicht über die Problematik der Obstruktion und Restriktion.

Tab. 5.1 Übersicht über Obstruktion und Restriktion.

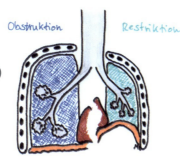

OBSTRUKTION

▷ **Elastizitätsverlust durch Überblähung der Lunge**

(exobronchiale - Obstruktion),

z.B.:

- COPD
- Mukoviszidose (CF)
- Sarkoidose
- Alpha-1-Anti-trypsin-Mangel
- Lungenemphysem

▷ **Sekretretention**

(endobronchiale Obstruktion), z.B.:

- COPD
- Mukoviszidose (CF)
- Ziliendysfunktionen
- Bronchitis
- Bronchiektasien
- Asthma bronchiale

RESTRIKTION

▷ **Störungen der Atempumpe,** z.B.:

- Zwerchfellparese
- Beatmungslunge mit dekonditionierter Atem-muskulatur
- ALS
- Kyphoskoliose
- M. Bechterew
- Zustand nach Thorakotomie

▷ **Lungenparenchymbedingte Restriktionen,** z.B.:

- DLPE (Fibrose)
- Atelektasen
- Lungenstauung
- Mukoviszidose (CF)

▷ **Weitere Formen von Restriktionen**

a) pleurabedingt: z.B.:
   - Pleuritis sicca/exsuda-tiva
   - Pleuraschwarte
   - Pleurodese

b) volumenbedingt: z.B.:
   - Schwangerschaft
   - Adipositas
   - Aszitis

c) schmerzbedingt: z.B.:
   - Pleuritis sicca
   - Zustand nach thorakalen Operationen

5.1.1 Störung auf Ebene der Lunge

Die Obstruktion am Beispiel Mukoviszidose und COPD

Bei der *COPD* (chronic obstructive pulmonary disease) handelt es sich um eine Erkrankung der Lunge, die ab Ausbruch ein Leben lang besteht und selbst bei rechtzeitigem Behandlungsbeginn nur hinsichtlich ihres Schweregrades beeinflusst werden kann. Meist ausgelöst durch inhalatives Zigarettenrauchen kommt es zu endo- und exobronchialen Obstruktionen der Atemwege. Störungen der mukoziliären Selbstreinigung mit Sekretretention haben rezidivierende Entzündungsprozesse der Atemwege zur Folge. Chronisch schwelende Dauerinflammationen führen über Jahre zu einem Elastizitätsverlust der Lunge und letztendlich zur Emphysembildung.

Die *Mukoviszidose* oder Cystische Fibrose (CF) wird verursacht durch einen genetisch bedingten Basisdefekt, der v.a. die exokrinen Körperdrüsen betrifft. In der Lunge kommt es durch Fehlfunktion von Chloridkanälen in den Atemwegen zur Retention eines hochviskösen Schleims. Diese Schleimretention führt in Kombination mit einer gestörten mukoziliären Clearance (MCC) zur Besiedelung der Atemwege mit aggressiven Krankheitserregern, z.B. Pseudomonas aeruginosa. Durch ständige immunologische Auseinandersetzungen mit akuten und chronisch schwelenden Entzündungsprozessen wird das Lungenparenchym in seiner Struktur zerstört. Dies führt zu fibrotischen und emphysematischen Umwandlungen sowie zur Ausbildung von Bronchiektasen. Das Ausmaß der Lungenbeteiligung entwickelt sich individuell sehr unterschiedlich.

Bei beiden Erkrankungen heilen Bronchitiden und Pneumonien nicht gut aus und führen zu einer zunehmenden Reduzierung der Diffusionsfläche. Entwickelt sich mit fortgeschrittenem Krankheitsverlauf ein Lungenemphysem, verändern sich Lungen- und Atemmechanik ungünstig. Dies bringt das muskuloskelettale System der Atempumpe aus dem Gleichgewicht. Rippen- und Wirbelsäulengelenke versteifen in Inspirationsstellung. Die Atemmuskulatur arbeitet aus einer unphysiologischen Stellung und reagiert darauf mit Hypertonus, Verkürzung oder Atrophie.

Die Restriktion

Eine Restriktion der Atmung ist gekennzeichnet durch eine reduzierte Ausdehnungsfähigkeit der Lunge. Die Ursachen hierfür sind sehr unterschiedlich. Zum einen kann eine Restriktion in der Lunge selbst begründet sein. Beispiele hierfür sind: Lungenfibrose, Vernarbungen, Volumenresektion, Pneumektomie, Lungenödem. Andere Ursachen beruhen beispielsweise auf einer verminderten Gleitfähigkeit der Pleurablätter oder einem Pleuraerguss. Auch Schmerzen (z.B. nach thorakalen und bauchchirurgischen Eingriffen), Erkrankungen des muskuloskelettalen Systems (z.B. Skoliose, Morbus Bechterew), neurologische und neuromuskuläre Erkrankungen (z.B. periphere Paresen der Atemmuskulatur, M. Parkinson, MS, ALS, M. Duchenne) und eine Volumenvergrößerung des Abdomens (z.B. bei Aszites, Adipositas) begrenzen die Ausdehnung der Lunge.

Auswirkung der Lungenerkrankungen auf die Atemmechanik

Lunge (respiratorisches System) und Atempumpe (ventilatorisches System, bestehend aus Atemmuskulatur, Skelettanteilen des Thorax, Atemzentrum und peripheren Nerven) bilden eine Funktionseinheit. Zur Arterialisierung des Blutes sind Lunge und Atempumpe gleich wichtig. Muss beispielsweise bei steigender körperlicher Aktivität mehr Sauerstoff verstoffwechselt werden, kann dies nur über eine Leistungssteigerung der Atempumpe geschehen. Auch Störungen und Erkrankungen eines Systems wirken sich immer auf das jeweils andere System aus. Erhöht sich beispielsweise der Atemwegswiderstand bei obstruktiven Lungenerkrankungen oder verringert sich die Lungendehnbarkeit bei Lungenfibrose, muss die Atemmuskulatur mehr Arbeit leisten. Die Atempumpe kompensiert Störungen der Lunge, solange ihre Muskelkraft reicht.

Teufelskreis der muskulären Dysbalance

Bei COPD und CF kommt es infolge von Atemwegsobstruktion, Elastizitätsverlust und Überblähung der Lunge längerfristig zu vermehrter Einatemstellung des Brustkorbs mit Zwerchfelltiefstand Die Muskulatur der Atempumpe verbleibt auch während der Exspiration in einer passiv angenäherten insuffizienten Funktionsstellung. Durch forcierte Aktivität der Bauchmuskulatur pressen manche Patienten die in Einatemstellung verharrende Lunge aus. Dies verbessert zwar die Blutgaswerte, verbraucht aber viel Energie und steigert mitunter die Lungenüberblähung.
Die Ventilation kann oft nur noch durch Einsatz der Atemhilfsmuskulatur aufrechterhalten werden. Dauerleistung aus passiv angenäherter insuffizienter Funktionsstellung führt zur Überlastung der Atemmuskulalur. Manche Muskeln reagieren darauf mit Hypertonus und Verkürzung, andere bleiben weitgehend inaktiv. Sie geraten in Trainingsrückstand und atrophieren.
Thoraxdeformitäten können sich manifestieren und die muskuläre Situation weiter negativ beeinflussen. Letztendlich führt dies zu einer Teufelsspirale zunehmender respiratorischer Insuffizienz.

Bei Lungenfibrose verringert sich die Dehnfähigkeit der Lunge durch eine bindegewebige Umwandlung des Lungenparenchyms. Die vermehrte Atemarbeit gegen einen erhöhten Lungenwiderstand führt zunächst zu einem Trainingszuwachs der Atemmuskulatur. Schrumpft im späteren Krankheitsverlauf die Lunge weiter, wird das Zwerchfell zunehmend in Ausatemstellung gezogen. Langfristig kommt es infolge dieser andauernden Überdehnung zur Zwerchfellatrophie.

Die Reflektorische Atemtherapie sorgt bei überforderten Atemmuskeln für eine verbesserte Stoffwechselsituation und unterstützt durch entspannte, reflektorisch vertiefte Atemzüge die Reinigung der Atemwege bei Sekretretention und verbessert die Diffusion minderventilierter Lungenareale. Zusätzlich sorgt sie auch psychisch für eine Beruhigung und Entspannung.

Im Bereich muskuloskelettaler Restriktionen kann die RAT einen wertvollen Beitrag zum Erhalt der Thorax- und Wirbelsäulenmobilität und zu einer Verbesserung des muskulären Stoffwechsels leisten. Auch bei der Lungenfibrose, bei der die Atemmuskulatur infolge mangelnder Dehnfähigkeit des Lungengewebes ständig gegen einen erhöhten Widerstand anarbeiten muss, ist der Einsatz der RAT zur Erhaltung der Brustkorbbeweglichkeit, zur Stoffwechselanregung und Dehnfähigkeit aktiver und passiver Gewebsstrukturen der Atempumpe wirksam.

5.1.2 Störung des Verdauungssystems

Alle an der Verdauung beteiligten Organe (Magen-Darm-Trakt, endo- und exokriner Pankreas, Leber und Gallenwege) arbeiten funktionell zusammen. Der Ausfall eines Organs hat Auswirkungen auf die anderen. Bei allen chronischen Lungenerkrankungen (COPD, Mukoviszidose, Lungenfibrose) spielen die Folgen einer Kortisonbehandlung eine Rolle. Patienten unter systemischer Kortisontherapie zeigen häufig adipös veränderte Bäuche. Die Organe können sich schlecht gegeneinander bewegen. Die Verdauung ist negativ beeinflusst.

5.1.3 Durchführung der Reflektorischen Atemtherapie bei Störungen der Atemsysteme

Befund

COPD- und Mukoviszidose-Patienten haben meist eine erhöhte Atemfrequenz und wenig Flankenatmung. Bei zunehmendem Elastizitätsverlust und Überblähung der Lunge kommt es zu einer vermehrten Einatemstellung des Brustkorbs.

Typischerweise sieht man dann:
▷ verringerter Abstand Schildknorpel zu Sternum
▷ Ausdehnung des Brustkorbs nach kranial
▷ Verstärkung der BWS-Kyphose
▷ Verkürzung des M. pectoralis minor, daher protrahierte Schultern
▷ Dysbalance der schrägen Bauchmuskulatur, infolgedessen Verformung des Brustkorbs.

Sind die Bauchmuskeln insuffizient und bieten sie damit dem Zwerchfell zu wenig Gegenhalt, wird das Zwerchfell in seiner Schwingfähigkeit eingeschränkt. Bei Patienten mit Lungenfibrose beteiligt sich das Zwerchfell infolge seines Hochstandes nur eingeschränkt an der Atemarbeit. Manchmal wechseln hier Punctum fixum und Punctum mobile: Das in Ausatemstellung gehaltene Centrum tendineum bildet den fixen Teil, und die Muskelfasern des Zwerchfells erweitern den Brustkorb, indem sie die kaudalen Rippen nach lateral und kranial ziehen.

Problemorientiertes Vorgehen

Die Reinigung der Lunge von Sekret ist ein wichtiger Punkt in der Atemphysiotherapie bei Atemwegserkrankungen mit Sekretretention. Denn wenig/kein Sekret bedeutet weniger Atemwegswiderstand, weniger Atemarbeit, weniger Überblähung, weniger Besiedelung mit Keimen. Mit der Reflektorischen Atemtherapie können wir allerdings auch Einfluss auf viele andere Aspekte der Lungensituation nehmen.

Nicht beeinflussbar dagegen sind:
▷ der genetische Defekt (bei Mukoviszidose)
▷ die Restriktion durch zerstörtes oder fibröses Lungengewebe
▷ der Elastizitätsverlust/das Emphysem.

Erfolgversprechende Ansatzpunkte der Reflektorischen Atemtherape sind:

❯ *Herabsetzen des Muskeltonus und Lockern von Gewebswiderständen*
Der Muskeltonus und die Gewebswiderstände von Haut und Bindegewebe sind bei Patienten mit chronischen Atemwegserkrankungen am gesamten Rumpf, Hals, Schultergürtel, Bauch und vor allem am Zwerchfell verändert. Mit der RAT unterstützt der Therapeut über gezielte Reizsetzung im Bindegewebe, in der Muskulatur, am Muskel-Sehnen-Knochen-Übergang (hier befinden sich die Mechanorezeptoren) und z.T. am Knochen (Periost) die unwillkürliche Atemaktivität und verändert den Muskeltonus und die Gewebswiderstände. Der COPD-Patient reagiert z.B. gut auch auf die periostbezogenen Reizgriffe.

> *Unterstützen der Sekretmobilisation und des Sekrettransports*

Angenommener Wirkmechanismus für die Sekretmobilisation ist das Entstehen von Bronchialkaliberschwankungen durch unterschiedlich tiefe Atemzüge. Die RAT wirkt auf die muskoloskeletalen Anteile der Atempumpe. Die vertieften Atemzüge entstehen bei der RAT zum einen reflektorisch, d.h. ganz locker und unwillkürlich, zum anderen infolge von Richtungsänderungen des Schwerkrafteinflusses (Umlagern). Luft gelangt hinter das Sekret. Es wird mobilisiert. Dies ist gerade im Falle einer Sekretretention (COPD, Mukoviszidose) von Bedeutung.

Angenehme und entspannende Stellungen bei der RAT sind Voraussetzungen für eine Sekretlimitation. Die zum Teil fehlende Atemwahrnehmung kann durch taktile Reize über die RAT erzeugt werden. Hier ist es für den Therapeuten wichtig, die RAT-Griffe gut zu dosieren und Pausen einzulegen. Der Patient lernt, sich besser zu spüren. Unterschiedlich schnelle Strömungen bei der Ausatmung, ggf. auch Einsatz von Lippenbremse oder anderen Stenosen (z.B. ein abgeschnittener, dem Patienten angepasster Strohhalm) halten die Atemwege offen und unterstützen so den Sekrettransport. Erfahrungsgemäß erleichtert eine der Behandlung vorausgehende Wärmeapplikation auf dem Brustkorb das Abhusten.

> *Aktivierung der Zwerchfelltätigkeit*

Durch verschiedene Ausgangsstellungen, z.B. die Bauchlage, aber auch die flache Rückenlage wird das Zwerchfell in eine bessere Funktionsstellung gebracht werden. Auch durch Schmerzreize wird eine vermehrte Aktivität des Zwerchfells erzeugt. An der Zwerchfellreaktion und dem Atemverlauf orientieren sich Vorgehensweise und Gestaltung einer Behandlung. Ein aktives Zwerchfell „massiert" über seine Exkursionen quasi die Organe. Die wechselnden abdominalen Druckverhältnisse regen auch den venösen und lymphatischen Rückstrom an, was sich positiv auf den gesamten Blutkreislauf auswirkt (s. auch Kapitel 2 über das Zwerchfell).

> *Überblähung reduzieren*

Dies wird unterstützt, indem bestimmte Griffe gezielt in der Ausatemphase eingesetzt werden. Gerade die Behandlung in der Seitlage wird beispielsweise von COPD-Patienten dankbar angenommen. Das Offenhalten der Atemwege kann durch den Einsatz von Stenosen (s.o.) unterstützt werden. So kommt es zum gleichmäßigen intrabronchialen Druckabfall und unterstützt damit die Entblähung der Lunge. In der Bauchlage bewirkt ein Kissen unter dem Bauch eine gewisse passive abdominale Druckerhöhung und bringt das Zwerchfell in eine bessere Arbeitspoition.

➤ *Unterstützen der Verdauung*

Ein weiter Therapieansatz kann die Organbehandlung (s. S. 67 ff.) sein. Den COPD- und Mukoviszidose-Patienten gibt sie wichtige Impulse für verstärkte abdominale Atembewegungen und löst den oft harten, überblähten und gestauten Darm. Insgesamt erfährt der Stoffwechsel über die Organbehandlung eine positive Unterstützung.

➤ *Verbessern der psychischen Befindlichkeit*

Eine entspanntere, ruhigere Atmung, das Gefühl „Es atmet mich" und der ganzheitliche Behandlungsansatz tragen zu einem Wohlgefühl oder einem Gefühl der Entspannung bei. Eine verbesserte Wahrnehmung beeinflusst den Umgang mit der Erkrankung positiv.

Die Reflektorische Atemtherapie schafft eine Möglichkeit, längerfristig positiv und in mancher Hinsicht prophylaktisch auf den Krankheitsverlauf einzuwirken. Die Griffe und ihre Dosierung werden dem Patienten angepasst. Mukoviszidose-Patienten vertragen z.B. häufig stärkere Reize und kommen auch mit kurzen Behandlungsintervallen (z.B. im Krankenhaus) gut zurecht.

Bei der Behandlung sollten Komorbiditäten berücksichtig werden. Der Behandler muss beachten, ob bei dem Patienten z.B.

▷ Osteoporose (z.B. bei systemischer Kortisontherapie)
▷ Kortisonhaut
▷ Rechtsherzinsuffizienz
▷ oder eine psychisch schwierige Situation.

vorliegt. Insbesondere bei der Anwendung von Kompressionen und Vibrationen ist bei Patienten mit kortisoninduzierter Osteoporose Vorsicht geboten. Liegt eine Herzinsuffizienz vor, gilt es, das kardiovaskuläre System nicht zu sehr zu belasten. Hier bietet sich die sitzende Behandlung an, in Rückenlage kann das Kopfteil hochgestellt werden.

Literatur

Brüne, L.: Reflektorische Atemtherapie; 3. überarbeitete, erweiterte Auflage, Thieme Verlag, 1994

Dauzenroth, A., Saemann, H.: Cystische Fibrose; Thieme Verlag

Docktor, G., Lindemann, H.: Mukoviszidose; Thieme Verlag, 3. überarbeitete und erweiterte Auflage, 2000

Ehrenberg, H.: Atemtherapie in der Physiotherapie, 2. Aufl., Pflaum Verlag, 2001

Kardos, P.: Diagnostik der COPD; Zeitschrift Atemwegs- und Lungenerkrankungen, Januar 2008, Dustri-Verlag Dr. Karl Feistle

Van den Berg, F.; Angewandte Physiologie Band II (Organe); Thieme Verlag, 2000

Weise, S.: Typische Veränderungen von Atemmuskulatur und Thorax bei chronischer Überlastung; CF-Report – Tagungsband der 5. Deutschen Mukoviszidose-Tagung, Roche, 2002

Weise, S.: Physiotherapeutische Einflussnahme auf Veränderung der Atempumpe bei COPD; Zeitschrift f. Physiotherapeuten 5 / 2006, Pflaum Verlag

Weise, S.: Postoperative Physiotherapie im Transplantationszentrum nach Lungentransplantation (Teil I/II); Zeitschrift f. Physiotherapeuten 3/2005, Pflaum Verlag

Weise, S., Pfeiffer-Kascha, D.: Ambulante Physiotherapie bei Patienten mit COPD; Zeitschrift Atemwegs- und Lungenerkrankungen, Januar 2008, Dustri-Verlag Dr. Karl Feistle

Weise, S., Kardos, P., Pfeiffer-Kascha, D., Worth, H.: Empfehlungen zur physiotherapeutischen Atemtherapie; Empfehlungen der Deutschen Atemwegsliga, Dustri-Verlag Dr. Karl Feistle

5.2 Die Reflektorische Atemtherapie in der Kardiologie

Undine von der Werth

Auf der physiologischen Ebene spiegelt sich die symbiotische Verbindung von Herz und Lunge im Herz-Lungen-Kreislauf wieder. Eine mechanische Verknüpfung von Herz und Zwerchfell besteht über das Perikard, das mit dem Centrum tendineum des Zwerchfells verwachsen ist. Sog- und Druckverhältnisse im thorakalen und peritonealen Raum werden von der Intensität der Zwerchfellbewegung während der Ein- und Ausatemphase beeinflusst. Sie bewirken mit der Einatmung ein Ansaugen des Blutes in den rechten Vorhof und wiederum bei der Ausatmung (durch Kompression der Herzgefäße) die Blutentleerung. Die verbesserte Herzdurchblutung als auch Herzentlastung durch erhöhte Zwerchfellaktivität ist so erklärbar.

Die neurale Vernetzung von Herz, Lunge und Atemwegen besteht über den N. phrenicus und über den N. vagus, der zum autonomen Nervensystem gehört. Hieran angeschlossen ist das Nervengeflecht des Solarplexus, eine Umschaltstelle von emotionalen und psychovegetativen Vorgängen, das wiederum mit dem limbischen System und dem Hypothalamus vernetzt ist.

Die Atempumpe, als umsetzende Instanz der neuralen Impulse, reagiert über die entsprechende Muskulatur und Skelettanteile. Die Flexibilität von Wirbelsäule und Rippen ist dabei die Voraussetzung für den Transport der Atembewegung. Sie hat somit Einfluss auf das harmonische Zusammenspiel von Herz und Lunge. „Die Lungenspannung bestimmt die Herzfunktion. Die Rückenstrecker müssen im Verhältnis (antagonistisch) zur Lungenspannung sein" (Schmitt). Und Schmitt geht noch weiter, wenn er sagt: „Wenn die Lungenspannung nachlässt, bekommt man ein hartes Herz".

Das Herz ist hier im übertragenen Sinne gemeint als ein Organ, das weit mehr beinhaltet als eine rein mechanische Muskelpumpe. Seine Qualitäten als emotionaler und seelischer Empfindungskörper werden mittlerweile in der Neurokardiologie und Kardiopsychologie erforscht.

Der amerikanische Kardiologe Dr. J. Pearsall weist auf ein spezielles Herzhormon hin, dass für den gesamten Organismus von Bedeutung ist.[1]

„Wenn die Muskelscheidewände der oberen Herzkammer (Atrien) sich zusammenziehen, produziert das Herz das Hormon ANF, das jedes wichtige Körperorgan, einschließlich des Gehirns, nachhaltig beeinflusst. ANF, ein Peptid, kommuniziert nicht nur mit dem Gehirn, sondern auch auf direktem Wege mit dem Immunsystem, dem Hypothalamus, der zur Übermittlung des emotionalen Zustandes beiträgt, und der Zirbeldrüse, welche die Melatoninproduktion, den Schlaf-Wach-Rhytmus, den Energiespiegel sowie Alterungsprozesse reguliert. ANF wirkt auch auf den Thalamus, die Hypophyse und die limbische Region unseres Gehirnes ein". Weiterhin ist das Herz ein Organ, „das eigene Neurotransmitter produziert", die eine „neurochemische und elektromagnetische Kommunikationsverbindung zwischen Herz und Hirn" herstellen, welche „über die bekannte Vernetzung von Hirn und Herz weit hinaus geht". Das Herz übt „einen besänftigenden und korrigierenden Einfluss auf das Gehirn" aus und fordert täglich „einen neurohormonalen Umweltbericht vom Gehirn, um Körperenergieströme auf Zellebene zu ordnen".[2]

Diese Fähigkeit, alle Organe auf Zellebene kommunikativ zu vernetzen und ordnend einzuwirken, gibt dem Herzen einen zentralen Platz im Krankheits- und im Gesundungsgeschehen. Es aktiviert die Selbstheilungskräfte des gesamten Organismus.

---

[1] Pearsall, Heilung aus dem Herzen, Goldmann 1999, S. 127f.
[2] Zitiert nach Pearsall, Heilung aus dem Herzen, Goldmann 1999.

5.2.1 Psychosomatik

In der psychosomatischen Arbeit wird dieses Wissen aus der Kardioenergetik umgesetzt. Besteht eine Dysbalance zwischen Verstand (Hirn) und Gefühl (Herz), beginnt die Somatisierung auf der körperlichen Ebene. Je unbewusster der Konflikt sich abspielt, um so stärker drückt er sich somatisch aus. Unterdrückte Emotionen, wie z.B. Wut und Aggression, Angst und Trauer oder auch Defizite im Bereich zwischenmenschlicher Beziehungen, wirken sich im Organismus störend aus. Andere Inhalte, wie z.B. extreme Wettbewerbsorientiertheit, starker Zeitdruck, agitierte Depressionen und der Verlust an Entspannungsfähigkeit führen zu einer Minderdurchblutung und Sauerstoffunterversorgung des Herzens.

Die Folgen sind:
▷ Angstsyndrome
▷ Schlafstörungen
▷ vegetative Dystonie
▷ Herzneurosen
▷ Herzrhythmusstörungen (Zerstörung des Lebensrhythmus)
▷ koronare Herzkrankheit
▷ Herzinfakt
▷ Bluthochdruck.

In der RAT werden diese Themen im Sinne einer stummen Psychotherapie bewusst gemacht. Das Erspüren der veränderten Atembewegung führt zur Entwicklung einer erhöhten Kardiosensibilität. Das Erleben des eigenen Herzraumes erlaubt eine tiefe psychovegetative Entspannung, die wiederum eine angstfreiere und gelassenere Betrachtungsweise der jeweiligen Lebenssituation zulässt. Wunschziele wären: mittels Introspektion und Selbstreflexion Körpersignale besser verstehen zu lernen und zu verarbeiten, dem Herzen als komplex fühlendem und denkendem Organ mehr Raum in der Lebensführung zuzugestehen, beiden Organsystemen, Herz und Hirn, in gelungener Balance die Synthese aus „fühlendem Verstand" und „verstehendem Herz" zu ermöglichen.

5.2.2 Die Behandlung des Herzens in der RAT
Gabi Gröne-Ostendorff

Mit der Herzbehandlung im Rahmen der RAT wird durch die Aktivierung der Zwerchfelltätigkeit eine vertiefte abdominale Atembewegung erreicht. Verspürt der Patient z.B. nach einer Bypass-Operation oder nach einem Herzinfarkt u.a. Schmerzen im Brustkorb oder ein Engegefühl im Sternumbereich, atmet er bevorzugt mittels Einsatz der Atemhilfsmuskulatur nach kranial. Dieses Gefühl der thorakalen Enge führt zu Angst und Unsicherheit. Diese mechanische und psychische Bremse verhindert eine sternale Atembewegung. Unbewusst schont der Patient diesen traumatisierten Teil. Durch die Herzbehandlung wird die Atembewegung verbessert und vertieft, der Patient fühlt sich erleichtert und freier. Er bekommt wieder Vertrauen in sein „Organ" Herz. Oft sind die Herzmaximalpunkte an dem Angulus superior der Skapula unter der Behandlung druckdolent. Dies kann auf eine schon länger bestehende Herzsymptomatik hinweisen. Dabei nimmt der Patient eine Schonhaltung in Form eines protrahierten Schultergürtels ein. Die Behandlung der Schultern steht daher immer im engen Zusammenhang mit der Herzbehandlung. Da jede schwere Atemwegserkrankung langfristig zu einem Cor pulmonale führen kann, ist die Herzbehandlung als Prophylaxe zu empfehlen. Die Ausstreichung beider Arme und der Hände bis in die Fingerspitzen, insbesondere auf der linken Seite, berührt speziell den Herzmeridian, der entlang der Innenseite der Arme in den kleinen Finger mündet.

Indikationen der Herzbehandlung

▷ Herzrythmusstörungen
▷ Dysregulation des Herzens und des Kreislaufes
▷ Tachykardie/Bradykardie
▷ Herzklopfen
▷ herzneurotische Zustände (Stiche, linksseitiger Schmerz)
▷ Schmerzen im Schulter-Brust-Bauchbereich
▷ Engegefühl im Brustbereich
▷ veränderte Atembewegung und -funktion (z.B. fehlende sternale Bewegung bei der Atembewegung)
▷ Zustand nach Herzinfakt
▷ Zustand nach Bypass-Operation
▷ Bluthochdruck.

Die Herzbehandlung ist eine sensible Behandlung. Gutes Gelingen setzt voraus, dass der Therapeut innere Ruhe ausstrahlt. Da Herzprobleme bei den Patienten unterschwellig angstbesetzt sind und diese dadurch oft verunsichert sind, sollte der Therapeut durch ruhiges und sicheres Auftreten das Vertrauen des Patienten gewinnen. Körperkontakt und Sprachkontakt sollten bewusst ruhig sein. Der Therapeut sitzt an der linken Seite des Patienten auf Taillenhöhe. Die Prädilektionspunkte werden der Reihe nach ertastet und mit Daumen oder Mittelfinger langsam und weich federnd in kleinen zirkelnden Bewegungen behandelt. Die Behandlung sollte mit sicherer Technik und dosierter Reizsetzung behutsam ausgeführt werden. Der Patient spürt diese punktuellen Gewebsveränderungen sehr genau und beschreibt die Schmerzhaftigkeit als hell und spitz. Während der Behandlung der Prädilektionspunkte bleiben Therapeut und Patient im Dialog. Der Therapeut beobachtet die Atemreaktionen des Patienten aufmerksam und lässt Pausen zur Atemreaktion. Reagiert der Patient in der Einatemphase mit Heben des Sternums unter Einsatz der Atemhilfsmuskulatur, muss die Intensität der Behandlung reduziert werden.

▷ Hyperreaktive Zeichen wie Farbveränderungen im Gesicht oder vegetative Reaktionen wie Kälte, Wärme, Schwitzen, erhöhte Atemfrequenz, Pulsfrequenz sind zu beachten.
▷ Die reflektorischen bedingten Spannungserhöhungen in der segmentalen Muskulatur werden gelöst.
▷ Es findet eine vegetative Beeinflussung der Herzfunktion statt.
▷ Es zeigt sich eine psychische Wirkung, die sich in Gelöstheit, Schlafbedürfnis oder auch in positiver Belebung äußern kann.

Ziele der Herzbehandlung

▷ Verbesserung der Ventilation
▷ Verbesserung der Zwerchfellaktivität
▷ Lösung des Engegefühls im Sternumbereich (Angstminderung)
▷ Lösung der Spannungszustände im Bauchraum
▷ Schmerzreduktion
▷ Stabilisierung des Kreislaufes.

Ausgangstellungen (siehe Kap. 3.2.1)

Beginn in der Bauchlage. Ist die Bauchlage nicht möglich, so fängt man mit der Herzseite in rechter Seitlage an. Darauf folgt die gesamte ventrale Herzbehandlung in Rückenlage, einschließlich der Prädilektionsstellen. Die Lagerung sollte der Situation des Patienten angepasst werden.

5.3 Die Reflektorische Atemtherapie bei neurologischen Erkrankungen

Ariane Lerch, Barbara Kobert, Grit Seemann

Die reflektorische Atemtherapie kann aufgrund ihrer gezielten Reizsetzung gestörte neurologische Reaktionsabläufe verändern. Ziel der Behandlung ist es, über die verstärkte Zwerchfellbewegung das Atemzentrum unwillkürlich zu beeinflussen. Das veränderte Atemmuster wirkt positiv auf alle Regulationssysteme des Körpers, so dass die Therapie eine gute Vorbereitung für weitere physiotherapeutische Techniken darstellt.

Mögliche Symptome

▷ Veränderte Atembewegung und -funktion
▷ Hypo- und hypertone Muskulatur
▷ Schmerzen mit und ohne Bewegungseinschränkungen
▷ Kontrakturen
▷ Veränderter Gang/Gangunsicherheit
▷ Oberflächen- und Tiefensensibilitätsstörungen
▷ Wahrnehmungsstörungen
▷ Orientierungsstörungen
▷ Artikulationsstörungen
▷ Neuropsychologische Störungen.

Krankheitsbilder z.B.:

▷ Apoplex
▷ Multiple Sklerose
▷ ALS
▷ Fazialisparese
▷ Morbus Parkinson
▷ Tortikollis
▷ Muskeldystrophie
▷ Polyneuropathie
▷ Querschnittssymptomatik, z.n. Traumen, Rückenmarkstumoren
▷ Enzephalitis in der Rehabilitationsphase.

Behandlungsziele:

▷ Verbesserung der Ventilation (Pneumonieprophylaxe)
▷ Sekretolyse
▷ Verbesserung der Zwerchfellaktivität
▷ Verbesserung der Thoraxmobilität
▷ Verbesserung der Motorik durch Tonusregulation
▷ Durchblutungsförderung des Gewebes
▷ zerebrale Durchblutungsförderung
▷ Stabilisation des Kreislaufs
▷ Beeinflussung der Peristaltik
▷ Schmerzreduktion
▷ Verbesserung der Wahrnehmung und des Gleichgewichts
▷ Verbesserung der Gestik, Mimik und Artikulation.

Bei der Durchführung der Reflektorischen Atemtherapie ist Folgendes besonders zu beachten:

▷ Die Lagerung sollte in reflexhemmender Position erfolgen.
▷ 30° Oberkörperlagerung nach Hirnoperationen.
▷ Ausgangsstellungen und Grifftechniken müssen der Situation des Patienten angepasst werden.
▷ Hypo- oder hyperreaktives Vegetativum (z.B. Atem- oder Herzfrequenz, Körpertemperatur, Schweißbildung, Unruhe) beachten.

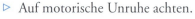

▷ Auf motorische Unruhe achten.
▷ Hypo- oder Hyperalgesie.
▷ Dosierte Reizsetzung wegen Sensibilitäts-, Wahrnehmungs- und Tonusregulationsstörungen.
▷ Veränderte Reaktionszeiten durch gestörte Reizleitung einkalkulieren.

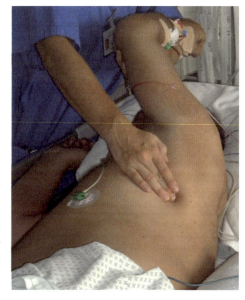

Abb. 5.1
Seitlagen-
behandlung
(Foto:
Grit Seemann).

Die Erfahrung zeigt, dass es durch die Behandlung mit der reflektorischen Atemtherapie bei neurologischen Patienten zu nachhaltigen Veränderungen kommt. So ist festzustellen, dass sich die Körperwahrnehmung deutlich verbessert. Die stärker betroffenen Regionen werden für den Patienten wieder präsent. Oft sprechen Patienten über eine gesteigerte Lebensqualität. Aus dem pflegerischen und häuslichen Umfeld wird von einem erleichterten Umgang mit den Patienten berichtet *(Abb. 5.1, 5.2)*.

5.4 Die Reflektorische Atemtherapie in der Pädiatrie

Marlies Ziegler/Marianne Kirchlinde

Die Reflektorische Atemtherapie beeinflusst durch eine gezielte Reizsetzung die Form des Atembewegungsablaufs. Durch die unwillkürlich vertiefte Atembewegung werden feste Strukturen gelöst. Bestehende Atemnot und damit verbundene Ängste können be-

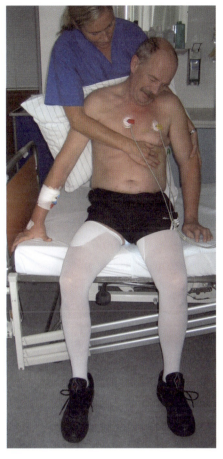

Abb. 5.2
Behandlung im Sitz (Foto: Grit Seemann).

hoben werden. Beim *Erwachsenen* wird der Reizreaktionsablauf häufig durch Bewusstseinsvorgänge unterbrochen. Das Kind reflektiert in der Regel nicht und reagiert auf eine Reizsetzung meistens mit spontaner Atemantwort. Dadurch wird der therapeutische Einsatz zur vertieften unwillkürlichen Atembewegung besonders deutlich. Der Therapeut hat durch spielerische Möglichkeiten ein größeres Spektrum, den Reizreaktionsvorgang bei Kindern auszulösen. Die Erlebniswelt des Kindes gestattet es, im Rahmen kleiner Geschichten oder rhythmischer Laute die manuelle Behandlung zu unterstützen. Es ist ratsam, den Eltern zu zeigen und zu erklären, was man tut und warum und wie wichtig es ist, genügend Pausen für die Atemerfahrung zu lassen.

Neben den manuellen Griffen sollten therapeutische Übungen zur Anregung der vertieften Atembewegung im Beisein der Eltern spielerisch gestaltet werden. Dies soll eine Unterstützung zur Selbsthilfe sein. Die Reflektorische Atemtherapie hat auch in der spielerischen Form eine Wirkung, die sich spontan zeigt.

In der heutigen Zeit sind quantitative und objektive Messparameter für die medizinische Bewertung der Therapie wichtig. Neben solchen Messwerten zeigt ein Kind qualitativ durch seine spontane Atemreaktion den Erfolg der RAT.

5.4.1 Die Entwicklung von Lunge, Thorax und Wirbelsäule

Die Mechanik der Atemwege, des Lungengewebes und des Thorax ist dynamisch; sie ändert sich fortlaufend mit dem Alter und Wachstum.

Die Lunge

Während der Schwangerschaft entwickeln sich ab der 24. SSW aus den Alveolenknospen die Alveolen. Mit der Geburt ist die Alveolenbildung noch nicht abgeschlossen. Die kindliche Lunge ist keine Miniaturausgabe der adulten Lunge! Der Atemwegswiderstand (Resistance) ist höher und die Lungenelastizität (Compliance) niedrig. Die Schleimdrüsendichte ist hoch im Verhältnis zu den anatomisch noch kleinen Atemwegen. Die Atemwege weisen eine hohe Kollapstendenz auf, da unter anderem die Knorpel noch weich sind. Um dem entgegenzuwirken, sind die Einatemmuskeln noch aktiv, während die Ausatmung schon einsetzt. Der Ventilationsbedarf ist größer, d.h. auch die Atemfrequenz (AF) ist erhöht (ca. 40/min.); > 60/min gilt als erhöhte AF bzw. als Tachypnoe beim Säugling. Auch die Herzfrequenz liegt höher (ca. 120–160/min). Mit zunehmendem Alter sinken diese Werte bei normaler Entwicklung auf die adulten Werte.
Säuglinge sind obligate Nasenatmer. Sie haben im Verhältnis kleinere obere Atemwege und somit einen höheren Atemwegswiderstand zu bewältigen. Männliche Säuglinge haben größere Lungenvolumina und im Verhältnis kleinere Luftwege als weibliche Säuglinge. Mit dem Wachstum holen die männlichen Kinder das auf.

Der Thorax und das Zwerchfell

Der Brustkorb von Säuglingen ist aufgrund des noch vorwiegend knorpeligen Knochens sehr weich. Die Rippen stehen horizontal und der Thorax somit in physiologischer Einatemstellung. Die Rippen senken sich ab, sobald das Kind sich zu vertikalisieren beginnt, d.h. wenn es sich aufrichtet und der Schwerkraft ausgesetzt ist.
Das Zwerchfell ist leicht abgeflacht (physiologisch!). Mit dem Älterwerden, der zunehmenden Vertikalisierung und dem Absinken der Rippen, wölbt sich das Zwerchfell nach oben. Es kommt in eine bessere Arbeitsposition.

Der Anteil der für die Ausdauer verantwortlichen Muskelfasern vom Typ 1 ist noch sehr niedrig (ca. 25% beim Säugling, beim Frühgeborenen sogar nur 10%). Ab ca. dem ersten Lebensjahr überwiegen diese ermüdungsresistenteren Muskelfasern.

Die Wirbelsäule

Anfangs überwiegt eine kyphotische Stellung. Infolge zunehmender motorischer Fertigkeiten beginnt zunächst die HWS-Lordose sich auszubilden, mit zunehmender Streckmöglichkeit der Wirbelsäule folgt dann auch die LWS in die lordotische Schwingung. Mit dem Älterwerden entwickeln sich die HWS- und LWS-Lordose sowie die BWS-Kyphose weiter. Die Krümmungen der Wirbelsäule festigen sich infolge der Belastungen Sitzen und Stehen. Die Belastbarkeit ist abhängig von der Verknöcherung der Wirbel, so dass erst nach der Pubertät die endgültige Gestalt der Wirbelsäule erreicht ist.

5.4.2 Atemproblematik bei Frühgeborenen

Als Frühgeborene bezeichnet man Kinder, die vor der 37. SSW auf die Welt kommen. Ein Grund der Frühgeburtlichkeit kann eine Störung der Lebenssituation im Mutterleib sein. Durch diese Störung werden das intrauterine Wachstum, der Schwangerschaftsverlauf und die Geburt negativ beeinflusst. Es können unter anderem zwei wichtige Probleme bei Frühgeborenen auftreten:

▷ das Atemnotsyndrom
▷ gastrointestinale Probleme.

Auf intrakranielle Blutungen, die ebenfalls ein Problem darstellen, soll hier nicht eingegangen werden.

Das Atemnotsyndrom

Tachypnoe (AF > 60/min), Zyanose unter Raumluft, Einziehungen am Thorax, exspiratorische Atemgeräusche (wie z.B. Stöhnen) und Nasenflügeln sind Anzeichen für eine erschwerte Atmung. Wenn zwei dieser fünf Symptome in einem Zeitraum von 15–30 Minuten zu beobachten sind, spricht man von einem Atemnotsyndrom. Die häufigste Ursache des Atemnotsyndroms ist fehlender Surfactant, was zu einer Restriktion der Lunge führt.

Eine gestörte Verdauung

Ein Extremfall der Problematik im gastrointestinalen Bereich ist die nekrotisierende Enterokolitis (NEC), die eine akute Lebensgefährdung darstellen kann.

Jedoch können sich auch mildere, aber durchaus belastende gastrointestinale Probleme manifestieren. Wenn die Ernährung mit Muttermilch ausbleibt, fehlt dem Darm die nötige Besiedelung mit entsprechenden Bakterien. Das führt zu Blähungen und Verdauungsschwierigkeiten. Ein geblähter Bauch hat wiederum Einfluss auf das Zwerchfell, und die Atmung ist erschwert.

5.4.3 Auswirkung der Lungenproblematik auf die muskuläre Situation, den Thorax und die Wirbelsäule

Da Lunge und Atempumpe (= Atemmuskulatur, Skelettanteile des Thorax, Atemzentrum und periphere Nerven) funktionell zusammenspielen, hat eine Störung in einem der Systeme immer auch Auswirkung auf das andere. Für Säuglinge bedeutet jede Bronchitis eine Obstruktion. Aufgrund der kleinen Atemwegsdurchmesser steigt der Atemwegswiderstand im Verhältnis zum Erwachsenen überproportional. Damit kommt es infolge von Schleimhautschwellung und/oder Sekretverhalt in den Bronchien leicht zu einer Überblähung der Lunge.

Thorax und Wirbelsäule

Aufgrund der Überblähung gerät der Brustkorb relativ rasch in eine vermehrte Einatemstellung. Der Brustkorb erscheint fass- oder glockenförmig verändert. Bei Kleinkindern und Kindern sieht man zudem häufig eine Verstärkung der BWS-Kyphose oder aber auch eine Steilstellung der Wirbelsäule. Die Flexibilität der Wirbelsäule nimmt ab. Gerade bei Kindern mit Atemwegserkrankungen ist erfahrungsgemäß die Rotation früh eingeschränkt und die BWS im mittleren Bereich hypomobil. Zum Teil ist auch die LWS hyperlordotisch eingestellt.

Die muskuläre Situation

Infolge der Überblähung und der damit einhergehen verstärkten Inspirationsstellung des Thorax flacht das Zwerchfell ab. Bei Frühgeborenen, schwerkranken Säuglingen und Kleinkindern gerät infolge untrainierter vorderer Rumpfwandmuskulatur der Thorax in eine nach kaudal/lateral ausladende Form. Das Zwerchfell wird dabei nach lateral gezogen und kommt so in eine insuffiziente Arbeitsposition. Es ermüdet schneller. Die Auflagefläche ist infolge hypotoner Rumpfwandmuskulatur in Bauch- und Seitlage viel größer als beim gesunden Kind. Die Bauchblase wird im Liegen stärker in den Thoraxraum gedrückt als beim gesunden Kind und bringt das ohnehin schon leistungsreduzierte Zwerchfell in eine überdehnte Stellung und beengt so das Bronchialsystem.

Bei Säuglingen und Kleinkindern/Kindern fällt häufig eine Rektusdiastase auf (Schwäche des M. obliquus abdominus internus und externus). Die Hustenclearance ist dann ineffektiv (die Bauchmuskeln sind maßgeblich am Druckaufbau für den Husten beteiligt). Ein verkürzter M. pectoralis minor (wichtiger Atemhilfsmuskel) bewirkt eine Protraktion der Schultern; die Verstärkung einer BWS-Kyphose wird begünstigt. Damit verliert die Rückenmuskulatur ihre stabilisierende, aufrichtende Funktion. Eine Hyperlordose der LWS bringt die Zwerchfellschenkel in insuffiziente Stellung. Umgekehrt können insuffiziente Zwerchfellschenkel eine Hyperlordose zur Folge haben. Die abdominale Atembewegung wird eingeschränkt.

5.4.4 Die Anwendung der RAT bei Säuglingen und Kindern

Bei Säuglingen und Kindern sind folgende Punkte besonders zu beachten:
▷ höhere Sensibilität
▷ niedrigere Reizschwelle
▷ Anpassung der Behandlung an die Gegebenheiten.

Die *Behandlungsdauer* sollte bei Säuglingen und Kindern maximal 30 Minuten betragen. Speziell bei Frühgeborenen ist es ratsam, noch kürzer zu behandeln, dafür kann die Behandlung aber täglich erfolgen. Bei einer längeren Behandlungseinheit kann das Kind überfordert sein, und das Ziel einer unwillkürlich vertieften Atembewegung wird nicht erreicht.

Eine Beschränkung auf das Wesentliche wird u.a. durch die Reduzierung der *Anzahl der Griffe* erreicht: wenn durch eine *gezielte Grifftechnik* die reflektorische Nachatmung erreicht ist, irritiert ein Zuviel an Griffen den Atemvorgang.

Die *Kommunikation* zwischen Therapeut und Patient ist wichtig: Wahrnehmungs- und Reaktionsfähigkeit sowie phantasievolle Variationsmöglichkeit. Im Unterschied zum Erwachsenen ist die Behandlung beim Kind sehr emotional bestimmt. Das Locken der vertieften, unbewussten Atembewegung auf spielerische und phantasievolle Art ist eine lehrreiche Herausforderung für den Therapeuten.

Die *Lagerung* wird der Befindlichkeit des Kindes angepasst. Bei Frühgeborenen oder schwerkranken Kindern ist es sinnvoll, diese eher in atemerleichternder Stellung zu lagern und zwischen Kind und Auflagefläche Hohlräume zu schaffen (z.B. durch Unterlagern mit kleinen Handtuchrollen unter Schultern und Becken). Diese erlaubt eine bessere Kontraktion des Zwerchfells und Erweiterung des Brustkorbs. Wenn die reine Bauchlage nicht gut möglich ist, bietet erfahrungsgemäß auch eine Bauch-Seitlage gute Behandlungsmöglichkeiten.

Eine ruhige Atmosphäre während der Behandlung ist im Hinblick auf die *psychische Situation* unumgänglich. Erregungen des Kindes, Weinen und Schreien gehen mit einer forcierten Ausatmung einher. Diese wirken sich negativ auf die entspannte Atmung und auch auf den Sekrettransport aus. Da die Behandlung nicht belastungsfrei ist, sind die Zeiten nach Möglichkeit mit den Eltern oder im Krankenhaus auch mit dem Pflegeteam abzusprechen. Z.B. ist eine Behandlung unmittelbar nach dem Füttern ungünstig.

Therapiehinweise für die Behandlung von Kindern

➤ *Was kann der Therapeut nicht verändern?*
- Z.B. bei Frühgeborenen: Der Therapeut hat keinen Einfluss auf fehlenden Surfactant.
- Z.B. bei Mukoviszidose: Der genetische Defekt kann nicht durch die Physiotherapie behoben werden.

➤ *Was kann der Therapeut mit der RAT bewirken?*
Unter anderem: die Atmung vertiefen, die Atemhilfsmuskulatur entspannen, die Facettengelenke der gesamten Wirbelsäule mobilisieren, die Darmtätigkeit positiv beeinflussen, den Kreislauf stabilisieren, vorhandenes Sekret mobilisieren.

➤ *Wie kann der Therapeut seine Zielsetzung mit der RAT erreichen?*
Z.B. Frühgeborene: ruhiges, langsames Arbeiten; Grifftechnik anpassen (Einfingertechnik), Intensität anpassen (Druckintensität = „wie, wenn man Samt glattstreicht").

➤ *Wann kann der Therapeut mit der RAT arbeiten?*
Bei Frühgeborenen schon auf der neonatologischen Intensivstation, sobald das Kind stabil ist. Die Erfahrung zeigt, dass die Kinder dann den Brutkasten eher verlassen können.

➤ *Was muss der Therapeut dabei beachten?*
Bei Frühgeborenen keine heißen Kompressen, da die Haut noch zu dünn ist (evtl. am Gewicht der Kleinen orientieren); lieber kürzer und öfter behandeln; zusätzlich bestehende Herzerkrankungen beachten, insbes. bei der Lagerung (das kardiovaskuläre System sollte nicht unnötig belastet werden. Gute Absprache mit dem Arzt oder Pflegeteam halten).

5.4.5 Behandlungsbeispiele

Marlene (Zwilling, geboren am 9.4.2003 in der 28. SSW)

Der folgende Behandlungsbericht ist mit Zustimmung der Verfasserin (P. Nippold) aus einem ihrer Protokolle entnommen.

▷ extrem niedriges Geburtsgewicht 560 g
▷ Hypotrophie
▷ Atemnotsyndrom
▷ Apnoen
▷ chron. rezidivierende obstruktive Bronchitiden
▷ rezidivierende Pneumonien
▷ Azidose
▷ Neugeboreneninfektion
▷ Hypoglykämie
▷ Hyponatriämie
▷ offener Ductus arteriosus
▷ Mikrozephalie
▷ Nephrokalzinose
▷ Glaskörperblutung links.

Anamnese

Sectio nach einer Schwangerschaftsdauer von 28 Wochen wegen Plazentainsuffizienz, Zwilling, postnatale Ateminsuffizienz. Daher zügige Intubation und Beginn einer maschinellen Beatmung unmittelbar nach der Geburt. Extubation nach 12 Tagen. Im Anschluss noch Atemhilfe mittels Rachen-CPAP für 12 Tage. Erhöhter Sauerstoffbedarf über insgesamt 3,5 Monate.

Marlene wird am 27.07.2003 nach Hause entlassen. Seit der Entlassung war sie insgesamt viermal in stationärer Behandlung wegen pulmonaler Obstruktionen. Wieder stationär ab Mitte Dezember mit einer Pneumonie und sehr schlechtem Allgemeinzustand. Verlegung in das Klinikum Köln, stationärer Aufenthalt vom 19.01. bis 05.02.2004.

Medikamentöse Therapie

▷ Flutide mite Dosieraerosol über Aerochamber
▷ Feucht-/Nassinhalation mittels Pariboy mit Maske (je 8 Tropfen Salbutamol/ lpratropiumbromid in 2 ml NaCl 0,9%).

Marlene wird am 05.02.2004 mit Sauerstoff $^1/_4$ l und einer Herzfrequenz von 150 bis 180 pro Minute entlassen. Seitdem behandle ich Marlene, zu Anfang jeden Tag als Hausbesuch später nur noch nach Bedarf.

Behandlungsziele
▷ stabile Sauerstoffsättigung bei Ruhe und unter Belastung
▷ stufenweise Reduzierung der Sauerstoffzufuhr
▷ Verbesserung der Atembewegung
▷ Sekretlösung (effektives Husten)
▷ Anleitung der Eltern und des ambulanten Kinderpflegedienstes.

Problematik
Während und besonders nach der Behandlung ging Marlene mit der Sauerstoffsättigung oft bis auf 90% bei gleicher Sauerstoffzufuhr herunter, auch wenn die Herzfrequenz gleich blieb. Durch kurze Erhöhung der Sauerstoffzufuhr verbesserten sich ihre Werte schnell. Später habe ich die Sauerstoffzufuhr während der Behandlung reduziert und nach der Behandlung wieder auf normalen Wert zurückgedreht. Dies war nur möglich, weil Marlene die ganze Zeit am Oximeter war und ich immer genau beobachten konnte, wie sich ihre Werte veränderten. Je besser es Marlene ging, desto schwieriger wurde die Behandlung. Marlene fängt jetzt an zu laufen und mag es nicht, wenn man sie fest hält. Wenn es ihr nicht gut geht und sie die Behandlung braucht, dann bleibt sie ruhig liegen.

Zusammenfassung (November 2005)
Marlene ist heute 18 Monate alt. Sie braucht keinen Sauerstoff mehr. Ihre Sauerstoffsättigung liegt am Tag 98-100%, in der Nacht sinkt sie manchmal bis auf 95%. Bis auf ein paar kleine Infekte, die schnell wieder abheilten, hatte Marlene keine Lungenprobleme mehr. Sie inhaliert nur noch nach Bedarf. Sie bekommt im Augenblick Krankengymnastik und Reflektorische Atemtherapie je einmal in der Woche (als Hausbesuch).

Griff-Beispiele aus einer RAT-Behandlung von Marlene
In der ersten Zeit war nur eine Behandlung in Rückenlage möglich. Später wurde ein Lagewechsel toleriert. *Ausgangsstellung:* Rückenlage.
▷ Einleitende Streichung über das Sternum bis zum Becken *(Abb. 5.3)*
▷ Lösungsgriff am Pes anserinus *(Abb. 5.4)*
▷ Abziehgriff unterhalb des Bauchnabels *(Abb. 5.5)*
▷ *Ausgangsstellung* Bauchlage: Druckverschiebung (Scheuergriff) an der Wirbelsäule *(Abb. 5.6)*.

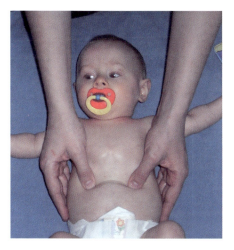
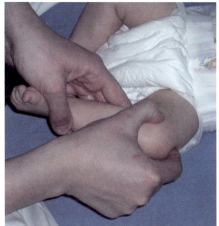
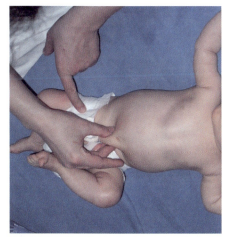
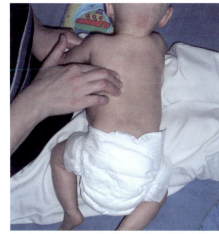

links oben
Abb. 5.3

rechts oben
Abb. 5.4

links unten
Abb. 5.5

rechts unten
Abb. 5.6

Scott (geboren am 18. 12. 2006)

▷ Behandlungsbeginn Juni 2007 (Alter: 6 Monate)
▷ Diagnose: rezidivierende Bronchitis, Tortikollis
▷ Behandlungsziel: Schleimlösung, Vertiefung der Atembewegung, Entspannung des M. sternocleidomastoideus (wegen des Tortikollis ist das Kind gleichzeitig in osteopathischer Behandlung).

Griff-Beispiele

▷ *Ausgangsstellung:* Therapeut sitzt auf einer Decke im Langsitz, Säugling liegt mit dem Brustbein auf dem Oberschenkel des Therapeuten. Druckverschiebung („Scheuern") an der ganzen Wirbelsäule – erst links, dann rechts *(Abb. 5.7)*.

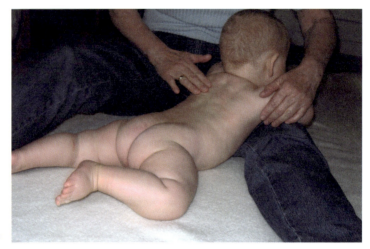

Abb. 5.7

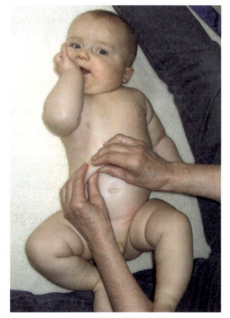

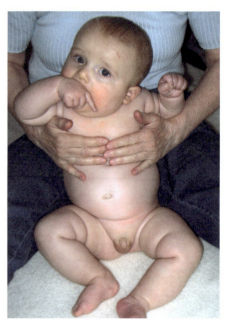

links
Abb. 5.8

rechts
Abb. 5.9

▷ *Ausgangsstellung:* Therapeut sitzt im Langsitz, Säugling liegt nun in Rückenlage. Abziehgriff am rechten unteren Rippenrand *(Abb. 5.8).*

▷ *Ausgangsstellung:* Säugling sitzt mit dem Rücken gegen den Therapeuten ge-
lehnt. Ausstreichung vom Sternum aus über den seitlichen Brustkorbrand
nach lateral *(Abb. 5.9).* Diese Ausgangsstellung ist sowohl für den Therapeuten als auch für das Kind sehr angenehm. In diesem Alter kann es noch nicht
selbständig sitzen. Daher ist die Unterstützung durch das Anlehnen wichtig.

Therapiehinweise für die Behandlung von Kleinkindern und Kindern

Wenn das Säuglingsalter verlassen wird, die Kinder die Welt entdecken und zu laufen und zu sprechen beginnen, kann es sein, dass sie bei der Behandlung nicht einfach liegen bleiben. Dann ist es wichtig, die Behandlung zeitlich und lagerungstechnisch an das Kind anzupassen. Außerdem gewinnt nun ein spielerischer Aspekt zunehmend an Bedeutung.

Zu den *Ausgangsstellungen bei Kleinkindern:* Hier gibt es keine speziellen Vorgaben. Der Therapeut sollte sich eine für ihn selbst angenehme Position suchen. Dann ist auch das Kind entspannter.

Keinesfalls sollten die Bewegungsimpulse der Kleinen mit Gewalt unterbunden werden. Manchmal „entscheiden" die Kinder damit, dass die Behandlung vorbei ist. Sie sollen sich wohl fühlen und nicht gezwungen werden.

Heiße Kompressen: Sie sind sehr gut bei Kindern anwendbar, sowohl am Rücken als auch auf der Vorderseite. Gut geeignet sind Gästehandtücher. Das Wasser muss nicht so heiß sein wie beim Erwachsenen.

Ältere Kinder bleiben im Allgemeinen längere Zeit ruhig liegen. Mit kleinen Geschichten, die auf dem Rücken oder Brustkorb der Kinder „erzählt" werden, kann der Therapeut die Behandlung interessanter und kindgerechter gestalten. Diese kann man mit Tönen, Tierlauten, Buchstaben, Geräuschen verbinden, die das Kind nachmacht. So wird die Ausatmung verlängert, die Lunge entbläht und Sekret mundwärts geschoben. Den Griffen der Reflektorischen Atemtherapie können „Namen" gegeben und die Behandlung in eine Geschichte verpackt werden. Bewährt hat sich die „Straße der Tiere", die im Laufe der Zeit durch viele Kinderbehandlungen entstanden ist. Sie bietet viele Möglichkeiten, und das Kind kann sie mitgestalten:

▷ Die einleitende Streichung ist die Sonne, die die Straße wärmt und vorbereitet und ganz neugierig ist, welche Tiere wohl auf der Straße spazieren gehen.

▷ Als erstes Tier kommt die Schlange (= Druckverschiebung entlang der Wirbelsäule/„Scheuern").

▷ Das Taillendreieck („Fächer") gestalten die Regenwürmer.

▷ Auf dem Kreuzbein (dem „Popoberg") steht nach seinem Gang über die Straße, der Elefant und schaut nach unten ins Tal (Dehnung nach kaudal). Er ist natürlich das schwerste Tier und übt Druck aus.

▷ Am Nacken lässt sich die Spinne („Stielergriff") umsetzen.

▷ Der Lösungsgriff im M. obliquus internus kann die Maus in ihrer Höhle sein.

▷ Das Abziehen der Mm. obliquii übernimmt der Krebs.

Und so lassen sich noch für viele Griffe Tierpaten finden. Der Phantasie des Behandlers sind keine Grenzen gesetzt.

Oft beende ich die Geschichte mit einem Regen-/Gewitterschauer (Klopfen mit den Fingerkuppen). Die Kinder pusten (langes Blasen) dann die Wolken wieder weg, damit die Sonne (s. o.) noch einmal scheinen kann.

Ergänzende Yogagymnastik mit Kindern

Da viele Yogaübungen Tiernamen haben, macht es Kindern viel Spaß diese mit entsprechenden Lauten zu untermalen. Stofftiere können ebenfalls sehr gut integriert werden: Sie können beispielsweise den „Berg" rauf- und runterklettern oder vom „Krokodil" geschnappt werden oder vom Turm („Beinhalte") Ausschau halten. Auch hier ist einfach nur die Phantasie des Behandlers gefragt.

Ältere Kinder sind manchmal schnell abgelenkt. Dann kann eine Zeitvorgabe, die gemeinsam gewählt wird (z.B. eine Eieruhr stellen), eine Hilfe sein. Generell habe ich die Erfahrung gemacht, dass das Eingehen auf Ideen des Kindes, oft sehr zum Gelingen der Behandlung beiträgt.

Literatur

Brüne, L.: Reflektorische Atemtherapie; 3. überarbeitete, erweiterte Auflage, Thieme Verlag, 1994

Hüter-Becker, A., Dölken, M.: Physiotherapie in der Pädiatrie; Thieme-Verlag, 2005

Platzer, W.: Atlas der Anatomie (Bewegungsapparat); 6. überarbeitete Auflage, Thieme Verlag, 1991

Rieger, C., Von der Hardt, H., Sennhauser, F. H., Wahn, U.: Pädiatrische Pneumologie Band 1; Springer Verlag, 1999

Van den Berg, F.: Angewandte Physiologie Band II (Organe); Thieme Verlag, 2000

Weise, S.: Techniken der Sekretelimination bei Frühgeborenen, Säuglingen und bei Kindern in der frühen postoperativen Phase; Zeitschrift Krankengymnastik 8/1992, Pflaum Verlag

Weise, S.: Typische Veränderungen von Atemmuskulatur und Thorax bei chronischer Überlastung; CF-Report – Tagungsband der 5. Deutschen Mukoviszidose-Tagung, Roche, 2002.

5.5 RAT-Behandlung von intensivpflichtigen Patienten

Ariane Lerch

Die Reflektorische Atemtherapie kann sowohl auf der allgemein internistischen, wie auf der allgemein chirurgischen, der neurologischen und der neonatologischen Intensivstation eingesetzt werden.

Patienten haben zumeist Schmerzen durch Sternotomie (oft bei Herzpatienten), lateralen Thoraxschnitt (oft bei Lungenpatienten), Drainagen im lateralen Thoraxbereich oder anderen Rumpfbereichen oder OP-Narben. Eine erhöhte Sekretbildung durch die Herz-Lungenmaschine und/oder die Beatmung ist gegeben. Dazu kommt bei intubierten und vollbeatmeten Patienten eine verminderte Zwerchfellarbeit bis zum Aussetzen der Zwerchfellaktivität.

Die RAT-Griffe können bei intubierten und extubierten Patienten angewendet werden. Dabei ist folgendes zu beachten:

▷ Die Behandlungsziele entsprechen den allgemeinen Zielen der RAT (s. Kap. 3.1).

▷ Gearbeitet wird überall dort, wo es möglich ist.

▷ Arm- und Beinbehandlung sind wesentlicher Bestandteil, da die Extremitäten im Normalfall immer zugänglich sind.

▷ Frisch operierte und schmerzhafte oder Bereiche, an denen der Patient Griffe nicht zu lässt, können ausgespart werden.

▷ Die Behandlung wirkt oft sekretmobilisierend, so dass Patient abhustet oder abgesaugt werden kann.

▷ Patienten reagieren schnell mit vegetativen Symptomen, z.B. Veränderung der Körpertemperatur, vermehrter Schweißbildung, Hautverfärbung/Fleckenbildung, Herz- und Atemfrequenzveränderung.

▷ Veränderte Reaktion nach Schmerzmittelgabe oder Sedierung.

▷ Bei vollbeatmeten Patienten keine Zunahme der Zwerchfellaktivität.

▷ Bei teilbeatmeten Patienten wird durch Reflektorische Atemtherapie und Hochlagerung des Oberkörpers (Herzbettlagerung) das Zwerchfell aktiviert (Re-Konditionierung).

Dosierung der RAT

▷ Alle Griffe der Situation angepasst ausführen. Die kardiale Situation und Schmerzen des Patienten müssen beachtet werden. Mehr Zeit für die Nachatmung geben.

▷ Bei zu starker Reizsetzung wird die Atmung gehemmt. Gleichzeitig können Blutdruckanstieg oder -abfall, Herzfrequenzerhöhung, Schwankungen bei der O_2-Sättigung etc. auftreten.

▷ Veränderte Atemreaktion des Patienten durch Sedierung und Schmerzen beachten.

Wodurch unterscheidet sich die Intensivbehandlung von der normalen RAT-Behandlung?

▷ Dosierung und Reizsetzung sind angepasst,

▷ Eingeschränkte Kommunikationsmöglichkeit zwischen Patient und Therapeut.

▷ Die Zeitintervalle zwischen den Behandlungen und die eigentliche Behandlung sind kürzer, dafür wird die Therapie ein zweites Mal am Tag wiederholt.

▷ Auch eine Teilbehandlung, bestehend aus einzelnen Griffen, ist effektiv.

▷ Bei verminderter Atemantwort können Erfolge/Reaktionen über die Überwachungsmonitore beobachtet werden.

▷ Ausgangsstellungen und Grifftechniken müssen an die Situation des Patienten angepasst werden.

Die *Abbildungen 5.10 und 5.11* zeigen Behandlungsbeispiele.

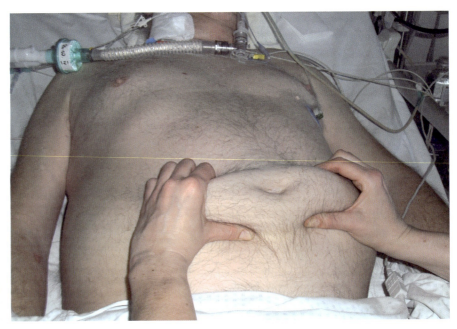

Abb. 5.10
Bauch-
abziehgriff.

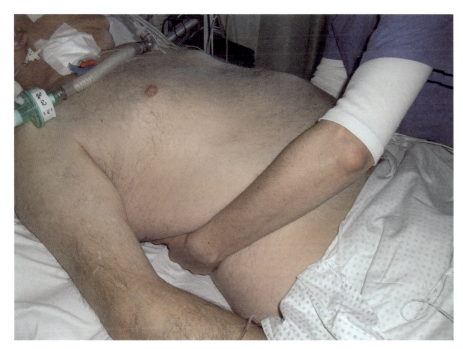

Abb. 5.11
Griff am
Rippenrand.

5.6 Die Reflektorische Atemtherapie und ihre psychosomatischen Aspekte in der Behandlung des Asthma bronchiale

Undine von der Werth

Asthma bronchiale, eine chronisch entzündliche Erkrankung der Atemwege, zeichnet sich durch drei Charakteristika (Trias) aus: Schleimhautschwellung, Sekretretention, Bronchospasmus. In der Folge entwickelt sich eine Atemwegsobstruktion mit den typischen Symptomen: Atemnot, Brustenge, forcierte Ausatmung, Giemen und Rasseln, Einsatz der Atemhilfsmuskulatur, produktiver oder auch unproduktiver Reizhusten.

Der Atemwegsobstruktion liegt ein hyperreagibles Bronchialsystem zugrunde. Die Hyperreagibilität der Schleimhäute kann eine genetische Disposition zur Ursache haben. In der Embryonalzeit entwickeln sich aus dem inneren Keimblatt epitheliale Anlagen des Verdauungs und Atemtraktes[1].

---

[1] A. Faller/M. Schünke, Der Körper des Menschen, 15. Aufl. Stuttgart 2008

Bei den Ursachen des Asthmas unterscheiden wir:
▷ allergisches Asthma
▷ intrinsisches Asthma
▷ Mischformen.

Das *allergische Asthma* wird bei genetisch bedingter Bereitschaft durch Allergen-exposition ausgelöst, z.B. durch Pollen, Milben, Pilzsporen, Tierhaare, Tierpro-teine, Umweltnoxen, Lebensmittelunverträglichkeiten, nach zu häufiger Gabe von Antibiotika sowie durch thermische Faktoren wie Kälte und körperliche An-strengung.

Das *intrinsische Asthma* entsteht durch Infektionen der Atemwege, oft als Folge einer chronischen Sinusitis und dem daraus resultierenden Schleimhautumbau. Im Laufe der Jahre entwickelt sich dann häufig eine infektgetriggerte, rezidivie-rende, obstruktive Ventilationsstörung.

Bei der Mischform kombinieren sich allergische und intrinsische Komponenten. Als Spätfolge des Asthmas kann sich ein Cor pulmonale entwickeln (siehe COPD).

Psychosomatik

Jahrzehntelange Erfahrungen mit der RAT und dem Asthma bronchiale zeigen eine häufig enge Verknüpfung von „Psyche" und „Soma". Das Thema des psy-chischen Hintergrundes ist komplex, es sollte differenziert und ohne Schub-ladendenken analysiert werden. Werden seelische Konflikte über einen länge-ren Zeitraum übergangen oder nicht wahrgenommen, entsteht auf körper-licher Ebene ein verfestigtes psychovegetatives Reaktionsschema – und der Weg in eine ernsthafte Erkrankung kann sich anbahnen. In der Prophylaxe, oder um den Circulus vitiosus dieses Geschehens zu unterbrechen, bietet sich (z.B. auch als Begleitung einer Psychotherapie) die Möglichkeit, über eine „Inver-tendobewegung" den Patienten zu sich selbst zu führen. Im Erleben der befrei-ten Atmung und indem er sich körperlich wieder zu spüren beginnt, erfährt der Patient eine psychische Klärung und Stärkung sowie eine innerliche Aufrich-tung.

Die Lunge gehört mit ihrer Lage im Brustkorb zum so genannten „Herz- und Gemütraum". Das deutet darauf hin, dass die Lunge nicht nur physiologisch mit dem Herzen gekoppelt ist, sondern auch auf seelisch-emotionaler Ebene eine Wechselwirkung beider Organe besteht. Der Asthmapatient, der bereits einen Kontrollverlust über diese Körperregion erfahren musste, hat Schwierigkeiten, dem Herz-Gemüt-Raum und seiner emotionalen Intelligenz zu vertrauen. Der

Bauchraum, „Gegenpol der Lunge"[2] mit dem Solarplexus als Zentrum des vegetativen Nervensystems, wird bei der Lösung von Konflikten seltener „befragt".
Die Bewältigung von Problemen überlässt der Asthmapatient eher seinen intel-
lektuellen Fähigkeiten. Auch versucht er, die eigenen Atemabläufe kopfgesteuert
zu kontrollieren. Daraus entstehenden Spannungen, welche Angst erzeugen und
auf der körperliche Ebene einen Hypertonus der gesamten Atem und Atemhilfsmuskulatur zur Folge haben. Aus der Enge der Bronchialmuskulatur resultiert
Atemnot, und diese wiederum verstärkt die Angst, die Symptome verselbständi-
gen sich. Zusätzlich wird reaktiv das Zwerchfell ruhig gestellt, um Bronchialkaliberschwankungen und erneute Hustenattacken zu vermeiden. Dies nimmt dem
Patienten die Möglichkeit, über eine vertiefte Zwerchfellbewegung, den Brust-
Herzraum zu entlasten und zu beruhigen. Auch die Verlagerung des Atemablau-
fes nach kranial, mittels Einsatzes der Atemhilfsmuskulatur, verhindert eine be-
friedigende, entspannte Ausatmung.

Hinter der Angst vor Kontrollverlust über die eigenen Körperfunktionen verber-
gen sich oft allgemeine Ängste: vor dem Leben, vor Versagen, vor der Begegnung
mit anderen und dem Umgang mit Distanz und Nähe. Dies kann dem Patienten
förmlich den „Atem nehmen".

Schmitt sagte dazu: „Angst ist der Druck der Außenwelt – größeres Atemvolu-
men ist Selbstbejahung", das Druckverhältnis von innen und außen spiegelt sich
in der Gelöstheit des Gesichtes[2]".

Nicht nur der von außen kommende Druck hat seine Auswirkung auf das Atem-
geschehen, auch mit dem Druck, den man sich selbst auferlegt, sollte man umzugehen lernen, um letztendlich in der Lage zu sein, „sich selbst und anderen
Raum zu geben".

Eine weitere Qualität der Lunge ist ihre Beschaffenheit als paarig angelegtes „Be-
ziehungsorgan", welches sich mit jedem Atemzug über den Gasaustausch mit der
Umwelt verbindet. Über die Lungen und die Sprachorgane werden Artikulation
und Kommunikation in partnerschaftlichen Verbindungen (z.B. Mutter-Kind-
Beziehung, Ehe, Beziehungen zu Vorgesetzten und Kollegen) gelebt. Störungen
in diesem Bereich können sich – manchmal auch nur vorübergehend – in einer
asthmatischen Symptomatik äußern. Auch bei dem Verlust eines geliebten Menschen ist die Lunge das Organ, welches den Trauerprozess mit bewältigt. „Nicht
geweinte Tränen" im Sinne verdrängter Trauer können zu asthmatischen Reak-

---

[1] W. Köstner, Spiegelungen zwischen Körper und Seele, Stuttgart 2006.
[2] L. Schmitt, Vortrag vom 30.06.1961, 9. Stunde.

tionen des Bronchialsystems führen. Schon in den alten Kulturen war die Lunge ein Symbol für Depressionen und Trauer[1].

Die Asthmabehandlung

Besonderes Merkmal der Atemeinschränkung ist die hyper- und hypotone Atemhilfsmuskulatur. Da der gesamte Brustkorbbereich durch das Krankheitsgeschehen angstbesetzt ist und auch Schmerzreize anfänglich mit einer Verengung der Bronchialgefäße beantwortet werden, ist es oft sinnvoll, die Asthmabehandlung peripher zu beginnen. Obwohl der Asthmapatient die Lösung der oben genannten Bereiche dringend bräuchte, werden wir uns dem „Zentrums des Geschehens" mit unserer Reizsetzung über die Grifftechniken nur allmählich nähern. Leitfaden für die Vorgehensweise soll dabei die Atembewegung sein, d.h. eine ausreichende abdominale Atmung.

Der Beginn an den Beinen beinhaltet die Stimulation der Muchaschen Punkte und auch der vielen gefäßbegleitenden vegetativen Fasern, welche bereits einen Impuls an den Reflexbogen und die Zwerchfellbewegung initiieren. Bleibt die Atembewegung während der therapeutischen Griffe stabil, d.h. ohne Einsatz der Atemhilfsmuskulatur, ohne Bronchospasmus, Giemen und Steigerung der Atemfrequenz, kann die Behandlung langsam aufgebaut werden. Begonnen wird mit der Bauch- und Beckenbehandlung bis hin zu einer kompletten RAT Therapiestunde, die mit Grifftechniken aus der Organ- und Herzbehandlung variiert und ergänzt werden kann. Nicht zu vergessen ist die Gesichtsbehandlung zum Abschluss. Voraussetzung für eine förderliche und gute Arbeit ist eine Atmosphäre der Ruhe und Entspannung, die sich vom Therapeuten auf den Patienten überträgt.

Die mit der manuellen Technik erreichten Erfolge sollen durch entsprechende Yogaübungen unterstützt und gehalten werden.

Behandlungsziele

▷ Den Körper, bzw. den Atemablauf für die Atmung optimieren, „Bildhauern am Körper" (Schmitt).
▷ Kopflastigkeit und Perfektionsstreben vermindern, zugunsten von Entspannungsfähigkeit und Gelassenheit.
▷ Ausatmen und abgeben lernen.
▷ Die abdominale Atmung fördern und stärken.
▷ Zwerchfellkräftigung und Standfestigkeit entwickeln.

---

[1] Köster 2006

▷ Sensibilität für die eigenen Körpersignale schulen.
▷ Infektanfälligkeit reduzieren.
▷ Eine Stabilisierung des Bronchialsystems über die Durchblutungsreize der manuellen Technik bewirken.
▷ Belastbarkeit steigern.
▷ Angstminderung.

Glossar

AF:	Atemfrequenz
ALS:	Amyotrophe Lateralsklerose
Aerochamber:	Applikationshilfe bei Dosieraerosolen
Atelektasen:	nicht belüfteter Lungenabschnitt in dem die Wände der kollabierten Alveolen aneinander liegen
Atempumpe:	besteht aus Atemmuskulatur, Atemzentrum und peripheren Nerven und den die Lunge umgebenden Skelettanteilen des Thorax
Atmungssysteme:	man unterscheidet ventilatorisches (Atempumpe) und respiratorisches (Lunge)
Bauchblase:	Peritoneum mit Inhalt (beim Kind)
Bronchialkaliber-schwankungen:	Vergrößern und Verkleinern des Bronchialdurch-messers bei Ein- und Ausatmung
CF:	Cystische Fibrose
Clearance:	Reinigung der Atemwege, z.B. Husten und muko-ziliäre Clearance
Compliance:	Lungenelastizität
COPD:	chronic obstructive pulmonary disease, chronisch obstruktive Lungenerkrankung
CPAP:	continous positive airway pressure, kontinuierlicher positiver Atemwegsdruck / maschinelles Beatmungs-verfahren
Dermatom:	von einer Spinalnervenwurzel versorgtes Hautsegment
DLPE:	diffuse Lungenparenchymerkrankungen, früher Lungenfibrose genannt
Emphysem:	Überblähung des Lungengewebes

Epigastrischer Winkel:	Oberbauchbereich zwischen rechtem und linkem Rippenbogen und Schwertfortsatz des Brustbeins
Invertendobewegung:	Rückführung
Lumbagopunkt:	Höchster Punkt an der Crista iliaca
Lumbrikalgriff:	Hohlhand mit angelegtem Daumen
Lungenparenchym:	Zellgewebe der Lunge
Muchasche Atempunkte:	Akupunkturpunkt für die Atmung
NaCl:	Natriumchlorid
NEC:	Nekrotisierende Enterokolitis
Oxymeter:	Kontrollgerät für den Sauerstoffgehalt im Blut
Paradoxe Atmung:	Bei der Ausatmung kommt es zu einem Zwerchfellhochstand und Einziehung der Bauchdecke
PIP:	Proximales interphalangeales Gelenk
Prädilektionsstellen:	Bevorzugte Lokalisation
Resistance:	Atemwegswiderstand
Restriktion:	Einschränkung durch Erhöhung der Dehnbarkeit des Lungengewebes
Surfactant:	Englisch: surface active agent / oberflächenaktive Substanz, Synonym: Antiatelektasenfaktor

Sachverzeichnis